Prof. Dr. med. Hans Peter Seelig • Marion Meiners

Laborwerte

klar & verständlich

- Wichtige Referenzwerte im Überblick
- Was Sie bei kritischen Werten selbst tun können

Weltbild

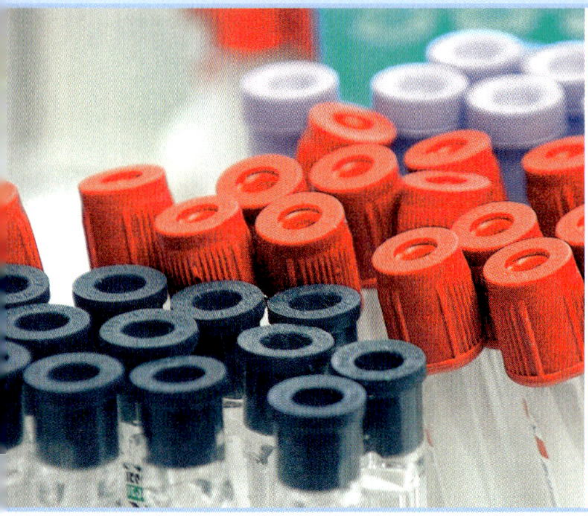

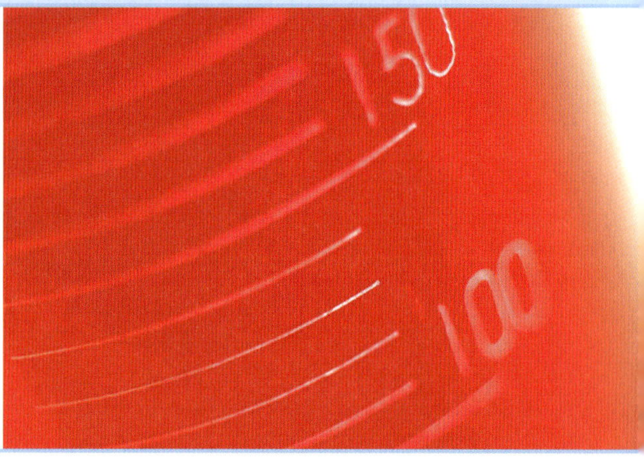
150
100

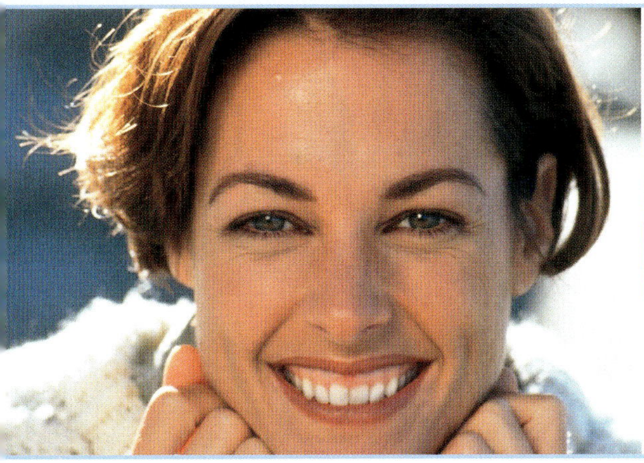

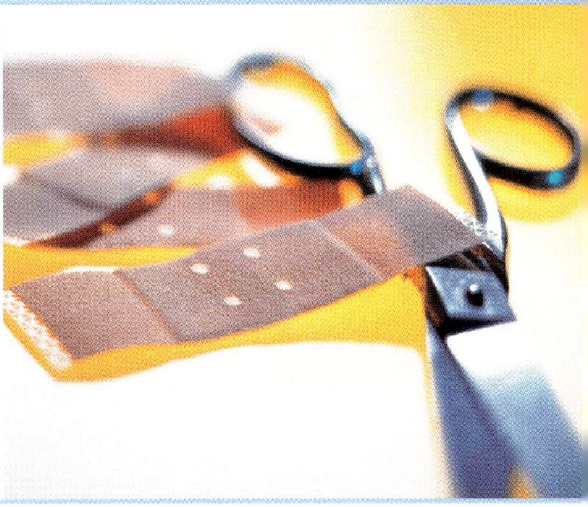

› SERVICE

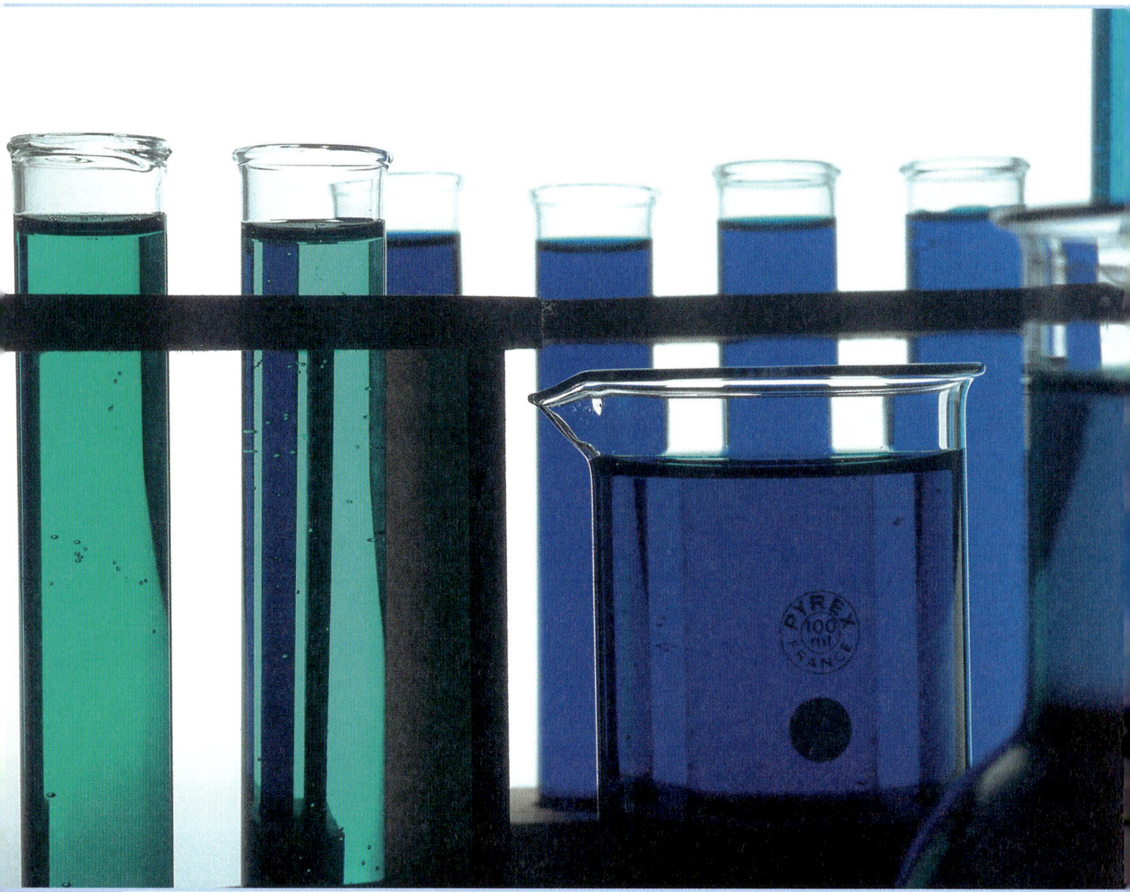

DIE AUTOREN

Prof. Dr. med. Hans Peter Seelig ist niedergelassener Laborarzt in Karlsruhe. Er leitet ein überregional tätiges Labor mit allgemein medizinisch-diagnostischer Ausrichtung und ist seit vielen Jahren im Bereich der Diagnostik von Autoantikörpern und in der Molekularbiologie wissenschaftlich tätig.

Marion Meiners ist ausgebildete Verlagskauffrau und Journalistin. Sie arbeitet seit mehreren Jahren in einem Hamburger Zeitungs- und Zeitschriftenverlag, wo sie als Ressortleiterin Ratgeber Themen und den Bereich Medizin betreut.

Ein Wort zuvor

Sicherlich haben Sie das auch schon erlebt: Der Arzt nimmt Ihnen Blut ab, blickt beim nächsten Termin erst nachdenklich auf den Laborzettel und dann tadelnd in Ihre Richtung. »Ein Gläschen weniger beim nächsten Fest«, könnte er etwa sagen, vielleicht auch: »So weit alles in Ordnung, nur das Cholesterin ...!«

Wenn Sie dann mit schlechtem Gewissen auf die Werte aus dem Labor schauen, werden Ihnen die Abkürzungen und Ziffern vermutlich mehr wie eine chinesische Gebrauchsanweisung vorkommen als wie ein aussagekräftiges Störfeld-Protokoll Ihres Körpers.

Was Ihnen – wie zwei Drittel aller Patienten – im Laborbericht so unverständlich erscheint, liefert dem Arzt wichtige Hinweise über Ihre Gesundheit. Er kann daraus beispielsweise erkennen, ob Ihre Körperzellen genügend Energie bekommen, ob Organe durch Ernährungssünden in Not geraten sind oder ob Ihr Abwehrsystem sich mit eingedrungenen Krankheitserregern auseinander setzen muss. Stellen Sie sich Ihr Blut als aufwendig überwachte Autobahn vor, auf der sich Millionen unterschiedlicher Verkehrsteilnehmer drängeln. Das Labor übernimmt dann die Verkehrs- und Zollkontrollen, bei denen der Verkehrsfluss, der Zustand der Fahrzeuge, die Fahrer und die Ladungen überprüft werden. Aus den gesammelten Berichten, den Stau- und Unfallprotokollen werden Rückschlüsse auf Gefahrensituationen und die zukünftige Verkehrsplanung gezogen – so wie es an Ihnen und Ihrem Arzt liegt, aus den Laborwerten einen Fahrplan für Ihre Gesundheit zu erstellen.

Fremdsprache Laborwerte? Wir helfen Ihnen beim Übersetzen: In dieser Neuausgabe mit aktualisiertem Inhalt erfahren Sie, was die manchmal geheimnisvollen Abkürzungen im Laborbericht bedeuten, auf welche möglichen Störungen sie hindeuten, wie sinnvoll Selbsttests aus der Apotheke sind und wie Sie bei erhöhten oder erniedrigten Werten durch die richtige Ernährung Ihre Blutwerte oftmals verblüffend beeinflussen können.

Prof. Dr. med. Hans Peter Seelig
Marion Meiners

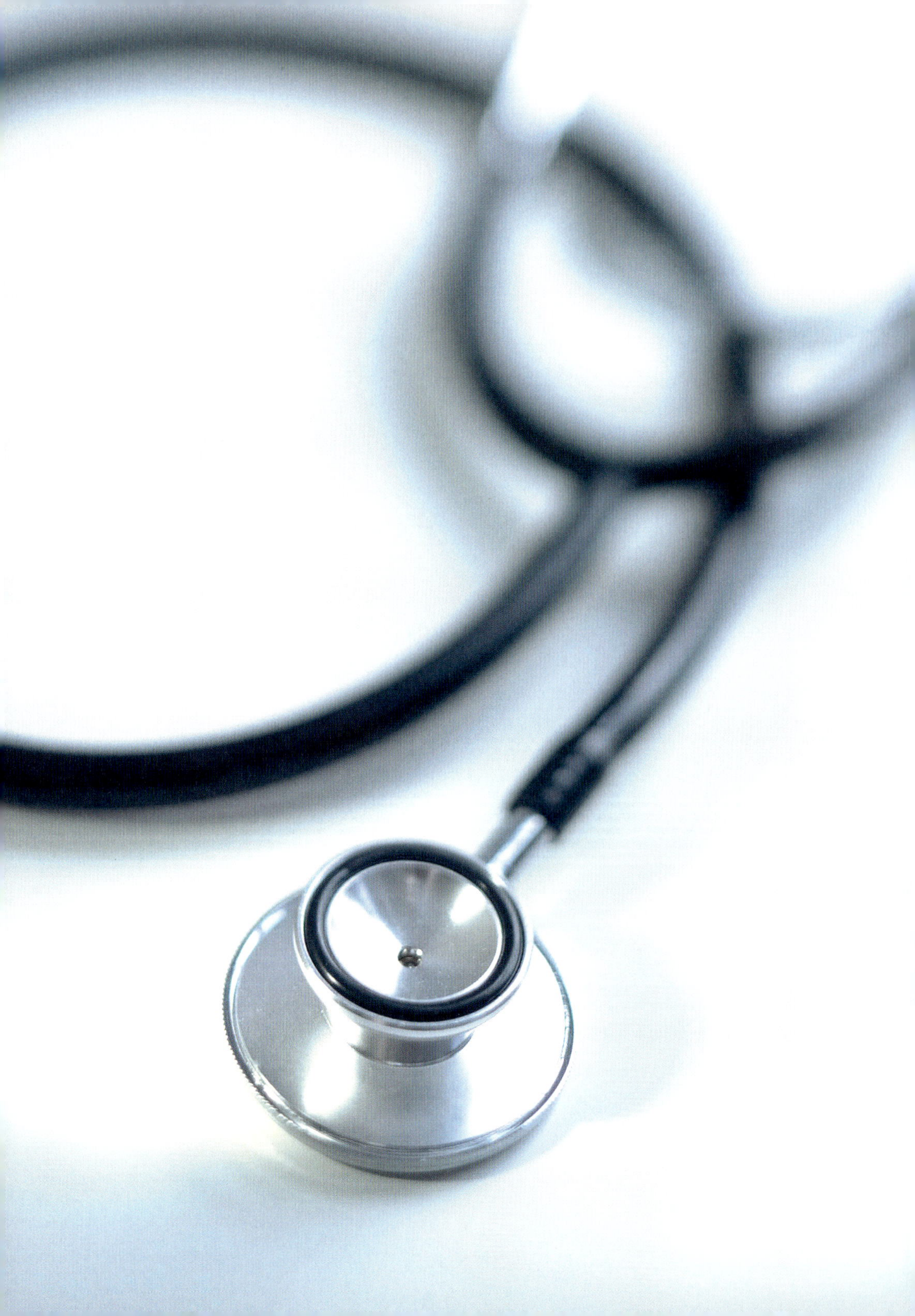

Labor-Check: Chance für die Gesundheit

Laborwerte reichen zwar für eine medizinische Diagnose allein nicht aus, trotzdem ist die Kontrolle von Blut und anderen Körperflüssigkeiten ein wichtiges Mittel zur Überwachung dessen, was in Ihrem Körper geschieht. Hat Ihr Arzt bei Ihnen abweichende Werte festgestellt, so bieten diese ihm die Möglichkeit, sowohl die richtigen therapeutischen Maßnahmen einzuleiten als auch den Prozess der Heilung zu verfolgen.

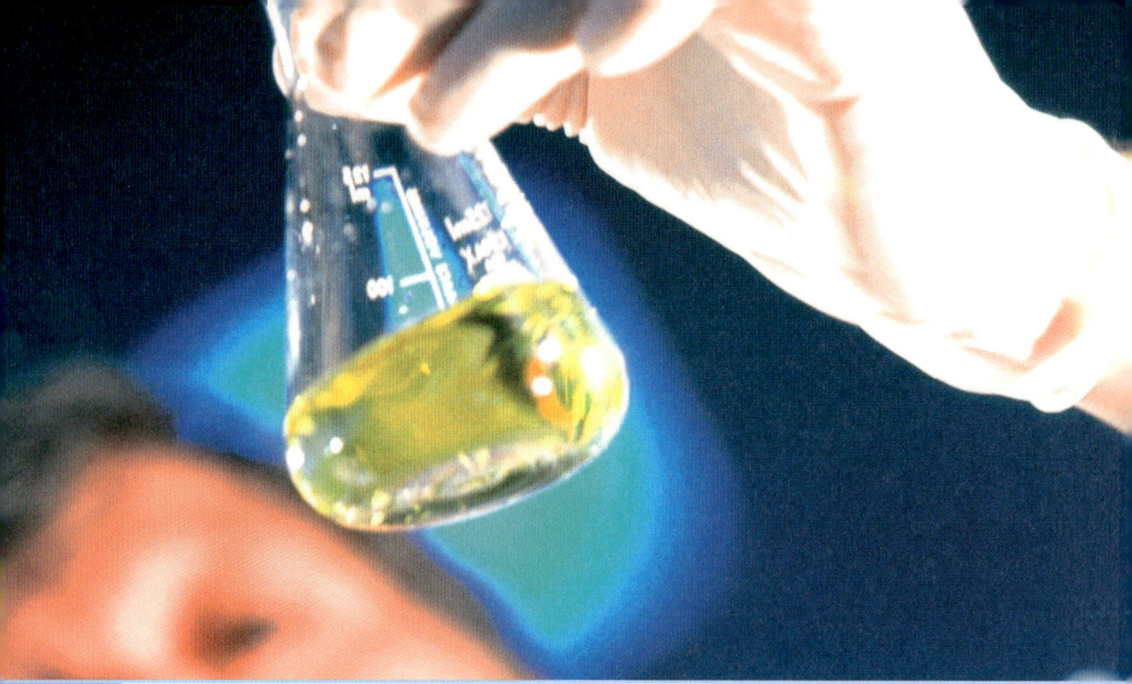

Informationen in Blut, Urin & Co.

Schon 1000 Jahre vor Christus erkannten indische Priester: Ist das Gleichgewicht von Blut, Galle und Schleim gestört, wird der Mensch krank. Seit dieser Zeit werden menschliche Körpersäfte, Sekrete und Ausscheidungen aus medizinischen Gründen genauer betrachtet.

500 Jahre später testeten griechische Ärzte den Geschmack des Urins, um am süßen Harn die Zuckerkrankheit zu erkennen. Ebenso gehörte die Überprüfung des Stuhls auf Farb- und Geruchsabweichungen zu ihrer Untersuchung.

Im späten Mittelalter machten »Pisspropheten« oder »Brunzdoktore« Karriere – Medikusse, die ihre Diagnosen vor allem mit Hilfe der »Harnschau« stellten. Sie befanden zum Beispiel: »Ist der Harn rot und dünn, ist der Mensch hitzig, dürre und ein Cholericus.« Der moderne Labortest blickt also auf eine lange Tradition zurück. Bis heute gehört die Analyse von Körperflüssigkeiten mit zu den wichtigsten Quellen für medizinische Informationen.

Substanzen, die untersucht werden

Jede dritte Diagnose wird heute erst nach Auswertung von Laboruntersuchungen gestellt – in 90 % der Fälle sind dies Blut- und Urinuntersuchungen. In den folgenden Substanzen fahnden die Mediziner unter anderem nach Krankheiten:

› **Blut.** In den fünf bis sechs Litern Lebenssaft reisen Milliarden von roten und weißen Blutkörperchen mit Abwehrzellen (Immunzellen) und Blutplättchen auf einem Streckennetz von etwa 100 000 Blutgefäßkilometern. Sie transportieren Sauerstoff zu den Organen, bekämpfen Krankheitserreger und reparieren defekte Blutgefäße. Ergibt eine Laboranalyse, dass die Zahl oder das Aussehen der im Blut transportierten Zellen von der Norm abweicht, ist das oft die erste Fährte zur Erkennung von Infektionen, Vergiftungen oder auch Krebs.

› **Urin.** In etwa zwei Litern Harn werden täglich Abfallprodukte des Stoffwechsels, abgebaute Zellteile und von der Niere ausgefilterte Schadstoffe aus dem Körper gespült. Deshalb geben Harnanalysen Aufschluss über Stoffwechselstörungen, Organerkrankungen (etwa von Nieren, Harnwegen und Leber), Infektionen und Vergiftungen.

› **Speichel.** Ein bis zwei Liter Sekret produzieren die Speicheldrüsen im Mund pro Tag. Darin enthalten sind Mineralien und Eiweiße (Enzyme), Immunzellen und Botenstoffe (Hormone). Durch Speicheltests, bei denen auf einer Watterolle oder einem Spezialkaugummi gekaut wird, können beispielsweise Abwehrschwächen, der Hormonstatus, ein Befall des Mundraums durch Bakterien oder Vergiftungen (etwa durch Schwermetalle wie Quecksilber) festgestellt werden. Zahnärzte überprüfen auf diese Weise das individuelle Karies-Risiko.

› **Stuhl.** Stuhl enthält nicht nur unverdaute Nahrungsreste, sondern auch abgestorbene Zellen aus der Darmschleimhaut, Schleimanteile, Darmsekrete, Eiweiße (Enzyme), Gallenflüssigkeit und Mineralien. Aus der Untersuchung des Stuhls kann der Arzt Rückschlüsse auf Organstörungen, Infektionen mit krankheitserregenden Bakterien, Viren, Parasiten oder Pilzen und sogar auf Krebs ziehen. Stuhlproben werden vor allem bei Verdacht auf Erkrankungen des Verdauungstrakts benötigt.

› **Abstriche.** Wenn der Arzt mit einem Abstrichtupfer über Haut oder Schleimhäute streicht, bleiben Körperzellen daran haften, die anschließend genauer untersucht werden. Gefahndet wird zum Beispiel nach krankheitserregenden Keimen oder – mikroskopisch – nach Tumorzellen. Es werden unter anderem

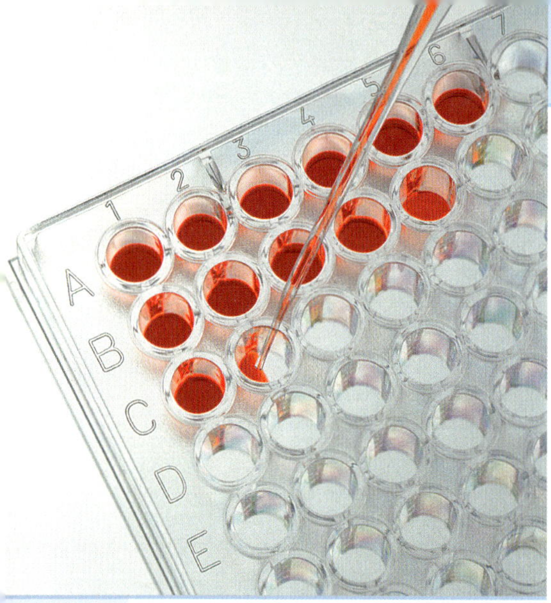

Laboruntersuchungen des Blutes geben Aufschluss über eine Vielzahl von Krankheiten.

Abstriche von Augen, Mundhöhle, Harnröhre, Muttermund und Scheide genommen.

› **Sputum (Auswurf).** Der zähflüssige Lungenschleim wird beim Abhusten in einem Gefäß aufgefangen und im Labor untersucht. Der Arzt erfährt, welche Erreger beispielsweise eine Bronchitis oder Lungenentzündung ausgelöst haben oder ob eine Tuberkulose vorliegt.

› **Magensaft.** Die saure Mischung aus Schleim, Salzsäure, Mineralien und Enzymen soll die Nahrung aufspalten und Bakterien vernichten. Gewonnen wird sie mit Hilfe einer dünnen Sonde aus Kunststoff, die durch Nase oder Mund bis zum Magen vorgeschoben wird.

› **Sperma.** Es wird vor allem zur Aufklärung männlicher Fruchtbarkeitsstörungen untersucht, gibt aber auch Aufschluss über Krankheiten der Hoden, Samenbläschen oder Prostata.

› **Liquor (Gehirnwasser).** Diese Flüssigkeit polstert Gehirn und Rückenmark wie ein Kissen gegen Erschütterungen und Druck. Zur Entnahme wird eine Hohlnadel im unteren Bereich der Wirbelsäule in den Wirbelkanal eingeführt und etwas Liquor abgesaugt. Veränderungen von Farbe und Konsistenz sowie das Vorkommen von Eiweiß, Zucker, Entzündungszellen, Bakterien, Viren und Pilzen werden untersucht. Die Analyse wird bei Verdacht auf Erkrankungen des zentralen Nervensystems (Hirnhautentzündungen, Multiple Sklerose) und teilweise auch zur Alzheimer-Diagnostik durchgeführt.

› **Knochenmark.** Hier kommen die lebenswichtigen Stammzellen zur Welt, die zu Blutkörperchen oder Blutplättchen heranreifen. Die Untersuchung des Knochenmarks (Knochenmarkpunktat) erfolgt bei Verdacht auf eine Störung der Blutbildung, wie sie durch Blutkrebs, Medikamente, Gifte oder Krankheiten des Immunsystems auftreten kann. Zur Gewinnung von Knochenmark wird unter lokaler Betäubung am Brustbein oder Beckenkamm eine dünne Hohlnadel in den Knochen eingeführt. Unter dem Mikroskop sind dann Anzahl und Reifungszustand der verschiedenen Vorstufen der Blutzellen erkennbar.

Sind Referenzwerte immer Gesundwerte?

Die Antwort gleich vorweg: nein! Wenn Ihnen ein Arzt mitteilt, dass einige Laborwerte zu hoch oder zu niedrig sind, heißt das nicht, dass Sie schwer krank sein müssen. Sind etwa die weißen Blutkörperchen erhöht, so setzen sich wahrscheinlich die Immunzellen gerade ordnungsgemäß mit Erregern auseinander. Umgekehrt kann auch ein normal erscheinendes Blutbild nicht ausschließen, dass Sie möglicherweise erkrankt sind. Erst die Kombination aus Ihren Beschwerden, den Erfahrungen des Arztes, den Laborwerten und eventuell notwendigen Spezialuntersuchungen verschafft Klarheit.
Der Referenzwert, oft auch als Normalwert bezeichnet, ist ein Durchschnittswert: Er wird in der Regel bei 95 % gesunder Menschen aus einer vergleichbaren Gruppe ermittelt (zum Beispiel europäische Frauen zwischen 30 und 40 Jahren in der Zyklusmitte). Referenzwerte unterscheiden sich manchmal von Kontinent zu Kontinent und von Land zu Land, häufig auch von Labor zu Labor. Viele Faktoren (so genannte Einflussgrößen) können die Laborwerte beeinflussen, beispielsweise Rasse, Geschlecht, Alter, Körpergewicht, Medikamente, Tagesrhythmus und Lebensweise. Deshalb gelten oftmals (etwa bei roten Blutkörperchen, Hormonen oder Muskelenzymen) für Frauen andere Referenzwerte als für Männer und für Kinder andere als für Erwachsene (zum Beispiel Knochenenzyme oder Wachstumshormone).
In der Regel finden Sie in einem Laborbefund bei jedem Messwert die zugehörigen Referenzwerte Ihres Labors. Oft werden obere und untere Grenzwerte (Referenzbereiche) angegeben, innerhalb derer Werte als »normal« gelten. Die Angabe »positiv« oder »reaktiv« bedeutet: Eine gesuchte Substanz, etwa der Antikörper gegen das Hepatitis-Virus, wurde gefunden.

Der Gesundheits-Check-up

Wer von chronischen Krankheiten wie Rheuma oder Diabetes, immer wiederkehrenden Infektionen oder ständiger Medikamenteneinnahme betroffen ist, muss regelmäßig zum Arzt. Der Mediziner kontrolliert mit Hilfe verschiedener Laboruntersuchungen den Krankheitsverlauf, die Wirkung und Nebenwirkungen von Medikamenten. Nach den Ergebnissen richten sich die Behandlungsmaßnahmen ebenso wie die Auswahl und Dosierung notwendiger Medikamente.

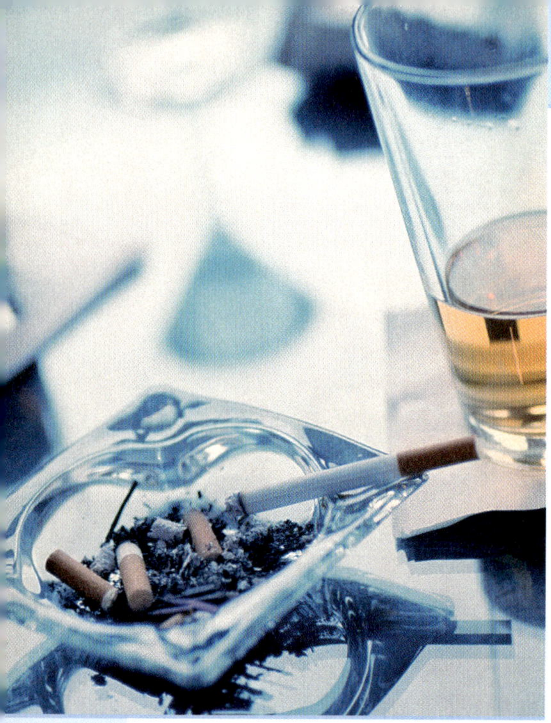

Zigarettenkonsum ist ein Auslöser für viele Krankheiten und Beschwerden.

Sie sind über 35 Jahre alt? Dann sollten Sie sich als Mitglied einer gesetzlichen Krankenversicherung (GKV) mindestens alle zwei Jahre für einen Gesundheits-Check-up anmelden. Laut §25 Sozialgesetzbuch V haben Sie ab dem 35. Geburtstag alle zwei Jahre einen gesetzlichen Anspruch auf die »Versicherungsleistungen zur Früherkennung von Krankheiten«, also auf den Körper-TÜV. Auf diese Weise sollen chronische Leiden wie Herz-Kreislauf-Erkrankungen, Nierenschäden und die Zuckerkrankheit (Diabetes mellitus) frühzeitig erkannt und Spätfolgen vermieden werden. Übrigens: Für gesetzliche Vorsorgeuntersuchungen, auch für die Krebsvorsorge, entfällt die Praxisgebür von 10 Euro.

Beim Arzt

Bei seiner Suche nach versteckten Krankheiten fragt der Arzt zunächst in einer Anamnese (Erhebung der Krankheitsgeschichte) nach Vorerkrankungen und Medikamenten, nach seelischen Problemen und Risikofaktoren wie Stress, Alkohol oder Rauchen.
Zur anschließenden körperlichen Untersuchung gehören:

- Blutdruck- und Pulsmessung
- das Abhorchen von Lunge und Herz mit dem Stethoskop
- ein Ruhe-EKG (bei Verdacht auf Herz-Kreislauf-Störungen)
- der tiefe Blick in Mund und Rachen (liegen Schleimhautveränderungen und Entzündungen vor?)
- das Abtasten verschiedener Körperregionen (gibt es geschwollene Lymphknoten?)
- das Abklopfen von Nieren, Leber, Milz und Brustkorb (verrät ein veränderter Klopfschall Störungen?).

Zum Gesundheits-Check-up gehören auch Urin- und Blutuntersuchung:

- Im Blut werden Blutkörperchen und Cholesterinspiegel, Nierenwerte, Leberwerte, Gicht-Marker (Harnsäure) und Blutzucker (als Diabetes-Warnzeichen) überprüft.
- Der Harn wird auf Eiweiß, Zucker, rote Blutkörperchen und Bakterien untersucht und soll Aufschluss über eventuelle Nierenerkrankungen geben.

Krebsvorsorge

Jedes Jahr erkranken in Deutschland laut Statistik etwa 45 000 Frauen an Brustkrebs, 25 000 Männer an Prostata- und 52 000 Männer und Frauen an Darmkrebs. Werden diese Krebsarten sehr früh erkannt, besteht bei Darmkrebs eine fast 100%ige, bei Brust- und Prostatakrebs immerhin eine über 90%ige Heilungschance. Deshalb bezahlen die Krankenkassen für ihre Mitglieder nach den Krebsfrüherkennungs-Richtlinien des Bundesausschusses der Ärzte und Krankenkassen regelmäßige Krebsvorsorge-Untersuchungen mit folgenden Leistungen:

Frauen

Ab dem Alter von 20 Jahren:

- Jährliche gynäkologische Untersuchung; Zellabstrich des Muttermunds

Zusätzlich ab dem Alter von 30 Jahren:

- Abtasten der Brustdrüsen und Lymphknoten im Achselbereich durch den Gynäkologen
- Anleitung zur Selbstuntersuchung der Brust

HAEMOCCULT-TEST

INFO

Im Rahmen der Krebsvorsorge der GKV wird einmal im Jahr dieser Stuhltest auf verborgenes (okkultes) Blut empfohlen. Dazu werden Stuhlproben auf Testkarten aufgetragen, die im Labor auf den Blutfarbstoff Hämoglobin untersucht werden. Hämoglobin im Stuhl ist ein Zeichen für Mikroblutungen aus Karzinomen und Polypen. Der Test ist jedoch nicht sehr empfindlich und häufig falsch positiv, da Blutungen nicht nur bei Darmkrebs, sondern auch bei Entzündungen auftreten. Die Testreaktion kann darüber hinaus durch die Einnahme von z. B. Vitamin C, Eisen, Medikamenten usw. gestört werden.

Zusätzlich ab dem Alter von 50 Jahren:

- Tastuntersuchung des Darmausgangs (rektale Untersuchung)
- Schnelltest auf verborgenes Blut im Stuhl (Haemoccult-Test, Seite 13)
- Zwischen 50 und 69 Jahren alle zwei Jahre Mammographie

Zusätzlich ab dem Alter von 55 Jahren:

- Erste Darmspiegelung (Koloskopie) zur Krebsfrüherkennung; alle zehn Jahre.

Männer

Ab dem Alter von 45 Jahren:

- Manuelle Untersuchung mit Abtasten von Hoden, Leistenlymphknoten und Prostata
- Tastuntersuchung des Darmausgangs (rektale Untersuchung)

Zusätzlich ab dem Alter von 50 Jahren:

- Stuhluntersuchung auf verborgenes Blut (Haemoccult-Test, Seite 13)

Zusätzlich ab dem Alter von 55 Jahren:

- Erste Darmspiegelung (Koloskopie) zur Krebsfrüherkennung; alle zehn Jahre.

Freiwillige Vorsorge-Untersuchungen

Diese Leistungen werden von den Krankenkassen meist nicht erstattet, da es sich um so genannte individuelle Gesundheitsleistungen (IGeL, siehe Kasten) handelt.

Wenn kein begründeter Krankheitsverdacht besteht, müssen diese Tests privat bezahlt werden. Der Patient schließt mit dem Arzt einen Vertrag, in dem Leistungen und Honorar vereinbart werden. Die Preise orientieren sich an der

INFO

INDIVIDUELLE GESUNDHEITSLEISTUNGEN (IGeL)

Individuelle Gesundheitsleistungen (IGeL) wurden im März 1998 von der Kassenärztlichen Bundesvereinigung (KBV) als Leistungen definiert, die nicht zum Leistungskatalog der gesetzlichen Krankenversicherungen gehören, dennoch von Patientinnen und Patienten nachgefragt werden, ärztlich empfehlenswert oder aufgrund des Patientenwunsches ärztlich vertretbar sind.

Gebührenordnung für Ärzte (GOÄ). Laborleistungen dürfen mit einem Steigerungsfaktor von maximal 1,15 berechnet werden.

› **Hautkrebs-Check** beim Hautarzt. An Hautkrebs erkranken in Deutschland jährlich etwa 140 000 Personen. Die gesetzlichen Krankenversicherungen (GKV) erstatten die Kosten bei Frauen ab dem 30., bei Männern ab dem 45. Lebensjahr, früher auch bei auffälligen Leberflecken und Pigmentmalen. Sinnvoll: so früh wie möglich. Kosten: ca. 30 – 40 Euro.

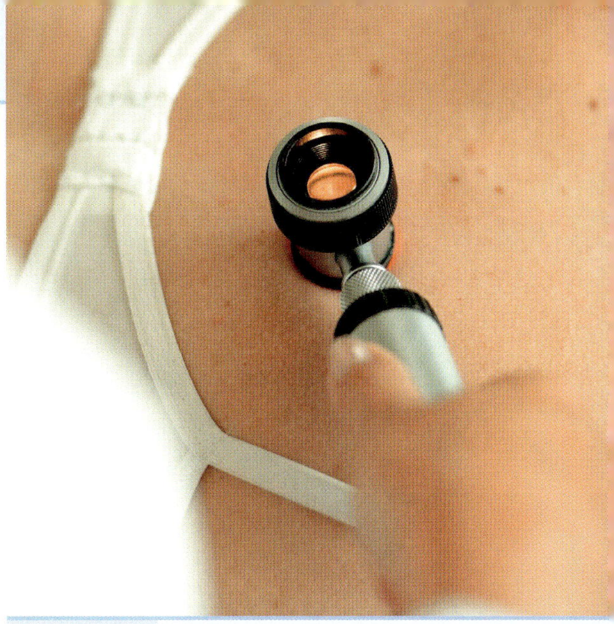

› Je früher Sie eine Hautkrebs-Vorsorgeuntersuchung durchführen lassen, desto besser.

› **Darmkrebs-Check.** Früherkennung von Dick- und Mastdarmkrebs durch den immunologischen Nachweis von Blut im Stuhl mit dem fäkalen okkulten Bluttest (FOBT). Er gilt als besser als der Haemoccult-Test (Seite 13). Die Kassen zahlen nicht (35–40 Euro). Neu ist der Tumor M2-PK-Stuhltest. Er weist statt Blut ein krebstypisches Enzym im Stuhl nach (Tumor M2-PK) und entdeckt mit hoher Sicherheit auch nicht blutende Darmtumore. Den Test gibt es beim Hausarzt oder in Apotheken; man schickt ihn zur Auswertung in ein Labor. Sinnvoll – bei positivem Ergebnis immer zum Arzt! Die Kassen zahlen (noch) nicht. Kosten: 25 – 30 Euro.

› **Augeninnendruckmessung.** Abschätzung des Risikos eines Glaukoms (grüner Star), einer Netzhautschädigung durch erhöhten Augeninnendruck. Die Kassen zahlen bei Beschwerden. Sinnvoll: ab dem 40. Lebensjahr. Kosten: ca. 40 Euro.

› **Sporttauglichkeits-Test** für sportliche Spät-/Wiedereinsteiger. Mit EKG, Blutbild, Glucose, Cholesterin, Kreatinkinase (CK) usw. Wer meint: ab dem 40. Lebensjahr. Kosten: Je nach Umfang 50 – ca. 200 Euro.

› **Knochendichte-Messung.** Einschätzung des Osteoporose-Risikos; wenn pathologisch, dann mit labormedizinischen Markern des Knochenstoffwechsels. Die Kassen erstatten die Kosten bei Beschwerden wie ständigen Rückenschmerzen oder Knochenbrüchen aus nichtigem Anlass. Empfehlenswert bei Frauen ab dem 50. Lebensjahr. Kosten: ca. 40 Euro.

- **Thrombophilie-Abklärung.** Abschätzung des individuellen Thromboserisikos bei familiärer, beruflicher oder verhaltensbedingter – zum Beispiel Einnahme der Antibabypille, Rauchen, Übergewicht – Belastung. Zu empfehlen bei Risikopersonen und Thrombosen vor dem 45. Lebensjahr. Kosten: ca. 120 Euro.
- **Ultraschall-Untersuchung der Eierstöcke** zur Früherkennung von Ovarialkrebs. Die Kassen übernehmen die Kosten bei familiärem Risiko. Derzeit noch sinnvollster Einzeltest, gegebenenfalls in Kombination mit der Bestimmung des Tumormarkers CA 125 (Seite 113) ab dem 45. Lebensjahr. Kosten: ca. 40 Euro.
- **Ultraschall-Untersuchung der Brust** (zusätzlich zur Mammographie) zur Brustkrebs-Früherkennung. Die Kassen zahlen bei Beschwerden. Sinnvoll: jährliche Untersuchung vor den Wechseljahren. Kosten: ca. 40 Euro.
- **HPV-Test.** Der Gebärmutterabstrich zum Nachweis bestimmter krebserregender humaner Papillomaviren (HPV) dient der Abschätzung des Risikos eines Gebärmutterhalskrebses. Wird ab dem ab 30. Lebensjahr empfohlen. Kosten: ca. 50–80 Euro.
- **PSA-Test.** Bestimmung des prostataspezifischen Antigens (PSA, Seite 114) zur Früherkennung des Prostatakarzinoms. Die Kassen zahlen bei verdächtigen Prostataveränderungen oder bei positivem Testausfall. Zu empfehlen ab dem 50., bei erblichem Risiko schon ab dem 45. Lebensjahr. Sinnvoll für Männer, die ungern zum Arzt gehen. Kosten: 40–80 Euro.
- **Doppler-Sonographie (Ultraschall) der Halsschlagader** zur Erkennung des Schlaganfallrisikos. Die Kassen zahlen bei Risikopatienten. Sinnvoll bei Männern und Frauen ab dem 45. Lebensjahr. Kosten: ca. 90 Euro.

Welches Blut für welchen Test?

Vor der Blutentnahme

Wenn Ihr Arzt Sie morgens »nüchtern« zur Blutentnahme bittet, heißt das, dass Sie mindestens zwölf Stunden nichts mehr gegessen haben sollten. Auf die folgenden Gewohnheiten müssen Sie vor der Untersuchung verzichten:

- Frühstück, Kaffee oder Tee mit Zucker und Milch: Sie beeinflussen Bluteiweiße, Mineralstoffe und Blutfette, vor allem die Konzentration der Trigly-

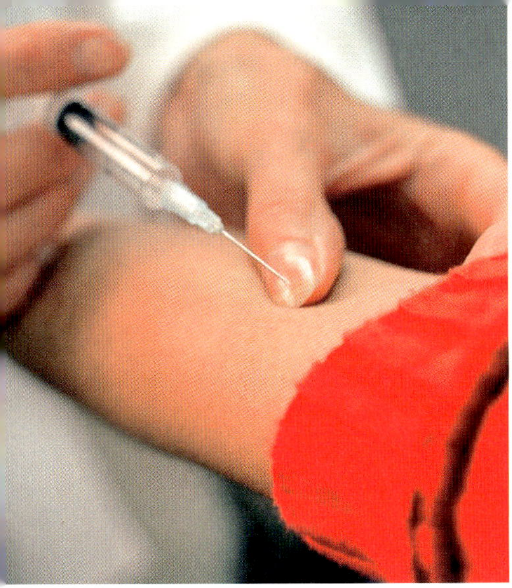

SO VERMEIDEN SIE BLAUE FLECKEN

TIPP

Halten Sie nach einer venösen Blutentnahme den Arm waagrecht durchgestreckt und drücken Sie einen Mulltupfer fest auf die Einstichstelle. Dadurch sickert das Blut nicht mehr ins Gewebe, wo es sich sonst zu einem Bluterguss mit den berüchtigten blaugrünen Flecken staut.

ceride (Neutralfette, Seite 48). Das morgendliche Käsebrötchen »verfettet« Ihre Blutkörperchen und erschwert dem Labor somit die Analyse.

- Medikamente, Alkohol und Zigaretten: Sie verändern zum Beispiel Blutdruck und Blutgerinnung, Leber- und Nierenwerte.
- Körperliche Anstrengungen wie morgendliches Jogging oder andere Arten von Frühsport: Dabei verändern sich beispielsweise Bluteiweiße und Muskelenzyme; auch die Anzahl der Blutplättchen steigt um bis zu 50 % an!
- Sagen Sie es dem Arzt, wenn Sie Vitamintabletten oder Hormone eingenommen haben.

Unterschiede bei der Entnahme

Haben Sie sich auch schon gefragt, warum Ihr Arzt manchmal die Vene in der Ellenbeuge zur Ader lässt, manchmal aber nur in den Finger oder das Ohrläppchen pikst? Die Erklärung ist ganz einfach: Je nach anstehender Untersuchung benötigt das Labor unterschiedliche Mengen an Blut.

- **Venenblut** gewinnt der Arzt meist aus oberflächlichen Venen (Ellenbeuge, Unterarm, Handrücken). Venen sind Blutgefäße, in denen das sauerstoffarme, dunkle Blut zum Herzen zurückströmt. Hier wird immer dann Blut entnommen, wenn größere Mengen benötigt werden (etwa zur Untersuchung der weißen und roten Blutkörperchen).
- **Kapillarblut.** Kapillaren sind die kleinsten Blutgefäße, die die einzelnen Zellen umgeben. Das Blut wird durch Einstich mit einer Lanzette, einem spitzen Messerchen, in kapillarreiche Gewebe (Fingerbeere, Ohrläppchen)

erhalten. Der austretende Blutstropfen wird in ein feines Glasröhrchen aufgenommen (zum Beispiel bei Blutzuckerbestimmungen).

- **Arterielles Blut** ist sauerstoffhaltig und deshalb hellrot. Es wird nur in speziellen Fällen und meist bei schweren Krankheiten aus einer Arterie – einem vom Herzen wegführenden Blutgefäß – an der Innenseite des Handgelenks oder aus der Leiste entnommen und dient zur Bestimmung der Blutgase (Sauerstoff, Kohlendioxid, pH-Wert).

Wir unterscheiden

- **Nativblut.** Das in den Gefäßen zirkulierende Blut. Es besteht zu 42 % aus festen Bestandteilen wie den roten Blutkörperchen (Erythrozyten), den weißen Blutkörperchen (Leukozyten) und den Blutplättchen (Thrombozyten) und zu 58 % aus dem Blutplasma, einer gelblichen Flüssigkeit, die 90 % Wasser, 8 % Eiweißbestandteile und 2 % Fette, Zucker, Salze, Hormone, Enzyme, Vitamine und Mineralien enthält. Das Plasma ist sozusagen das »Verkehrsmittel« des Körpers: Es transportiert alle lebenswichtigen Stoffe zu den Zellen und bringt Abfallstoffe wie Milch- und Harnsäure oder Ammoniak in die Entsorgungszentralen Leber und Niere zurück. Auch die von Abwehrzellen (Lymphozyten) gebildeten Antikörper, die Viren, Pilze und Bakterien bekämpfen, sowie Gerinnungsfaktoren sind im Plasma enthalten.
- **Vollblut.** Es handelt sich um das venös, arteriell oder kapillär entnommene Blut. Unbehandeltes Vollblut beginnt sofort nach der Entnahme zu gerinnen. Das Blutgerinnsel, ein Netzwerk aus Fibrin mit Thrombozyten und Erythrozyten, kann durch Zentrifugieren abgetrennt werden. Die übrig gebliebene leicht trübe Flüssigkeit wird als Blutserum oder einfach Serum bezeichnet.
- **Serum.** Zellfreier Anteil des Vollblutes nach abgeschlossener Gerinnung. Serum ist frei von dem an der

INFO

KLEINES BLUT-EINMALEINS

- **Vollblut** = Blutzellen + Gerinnungsfaktoren + Serum
- **Serum** = Vollblut – Blutzellen – Gerinnungsfaktoren
- **Plasma** = Vollblut – Blutzellen + Gerinnungsfaktoren

Gerinnselbildung beteiligten Fibrinogen beziehungsweise dem daraus entstandenem Fibrin, enthält aber noch lösliche Gerinnungsfaktoren wie zum Beispiel Prothrombin. Serum enthält alle sonstigen Bestandteile wie auch Plasma, eignet sich daher ebenso wie Plasma für die meisten Untersuchungen.

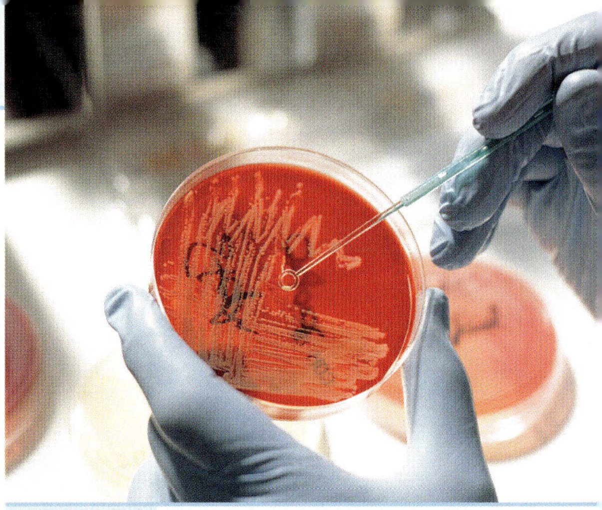

Nachweis von Bakterien auf einem Nährboden.

› **Heparin-, EDTA-, Citrat-Blut.** Vollblut kann durch Zusatz von Antikoagulanzien (Gerinnungshemmern wie Heparin, EDTA, Citrat) ungerinnbar gemacht werden. Nach Zentrifugieren des antikoagulierten Vollblutes erhält man im Überstand das Plasma, das noch (wieder aktivierbare) Gerinnungsfaktoren enthält.

› **Plasma.** Zellfreier Anteil des mit Antikoagulanzien versetzten Vollblutes. Es wird nach Zentrifugieren von Heparin-, EDTA- und Citrat-Blut erhalten und kann noch Spuren von Zellanteilen (Thrombozyten) enthalten.

Blutgruppen

Für Blutkonserven beziehungsweise Bluttransfusionen ist die Blutgruppenbestimmung wichtig, denn bei der Übertragung müssen die Blutgruppen von Spender und Empfänger zueinander passen. Wird bei einer Transfusion Blut der falschen Gruppe verabreicht, können lebensgefährliche Reaktionen durch Blutgruppen-Antikörper des Empfängers ausgelöst werden.
Unterschieden werden die Blutgruppenmerkmale A, B, AB und 0 – entsprechend der wichtigsten Oberflächenmerkmale der roten Blutkörperchen. Es sind Zuckerketten, deren Zusammenbau erblich gesteuert ist. Blut der Gruppe A oder B weist nur das Merkmal A oder B auf, Blut der Gruppe AB hat beide Merkmale, Blut der Gruppe 0 weist keines der Merkmale auf.
Andere wichtige Merkmale sind die Rhesusfaktoren (Rh). Hier handelt es sich um Eiweiße (Proteine), deren Aufbau ebenfalls erblich festgelegt ist. Der Rhesusfaktor D ist auf Blutkörperchen vorhanden (RhD positiv) oder nicht (RhD negativ).

TESTS FÜR ZU HAUSE

Von Atemmenge bis Eisprung: Viele Körperfunktionen, Risikofaktoren und suchungen aufspüren, sondern auch durch einen Test aus der Apotheke,

Was wird getestet?	Das Testprinzip	Wie funktioniert der Test?
Puls	Ein Sensor an einem Brustband oder Gürtel misst die Pulsfrequenz und sendet die Werte drahtlos an einen Empfänger am Handgelenk (»Pulsuhr«).	Einfache Geräte zeigen nur den Puls an. Bei teureren kann eine Belastungsspanne eingegeben werden. Wird sie überschritten, piepst der Empfänger.
Blutdruck	Ein Gerät mit Digitalanzeige und Handgelenks- oder Armmanschetten gibt systolischen und diastolischen Blutdruck an.	Per Knopfdruck füllt sich die Manschette mit Luft. Sie überträgt Druckschwankungen ins Gerät. Displayanzeige, z.T. Warntöne bei zu hohem Blutdruck.
Diabetes-Frühtest	Nach achtstündigem Fasten wird der Nüchtern-Blutzucker-Wert gemessen. Erhöhte Werte zeigen Frühdiabetes an.	Ein Tropfen Blut aus der Fingerspitze wird auf einen Teststreifen gegeben; Farbstreifen verraten das Ergebnis.
Blutgerinnung (Quick-Test)	Prüfen der Gerinnungsfähigkeit des Blutes (Quick-Wert bzw. Thromboplastinzeit).	Ein Tropfen Blut aus der Fingerbeere wird auf einen Teststreifen gegeben, der in einen Minicomputer eingeschoben wird. Die Gerinnungszeit wird innerhalb von 2 – 4 Minuten auf dem Monitor angezeigt.
Zucker (Urintest)	Ein Urin-Teststreifen zeigt erhöhte Zuckerausscheidung an.	Der Teststreifen wird in den Urin gehalten. Ab einem gewissen Zuckergehalt zeigt das Testfeld Farbveränderungen.
Blutzucker (Bluttest)	Messung der Glukose-Konzentration im Blut.	Ein Blutstropfen der Fingerbeere wird auf einen Teststreifen gegeben und in ein Messgerät geschoben. Auf dem Display wird der Glukose-Wert angezeigt.
Stoffwechsel/ Keton	Ein Urin-Teststreifen weist Ketone nach, die z. B. Diabetes, Störungen der Bauchspeicheldrüse, Stoffwechselentgleisungen kennzeichnen.	Der Teststreifen verfärbt sich bei Vorhandensein von Ketonen.

Infektionen lassen sich heute nicht nur beim Arzt oder durch Laborunter-
den Sie allein durchführen können.

Für wen ist er sinnvoll?	Wie zuverlässig ist der Test?	Was kostet er?
Menschen mit Herz- und Kreislaufproblemen, die übermäßige Belastungen vermeiden müssen.	Wenn das Brustband korrekt sitzt: gut.	ca. 8–430 Euro
Herz-Kreislauf-Kranke, Menschen mit Risikofaktoren (Bluthochdruck, Nierenerkrankungen).	Handgelenksmessgeräte sind manchmal ungenau (Überprüfung der Messungen mit geeichtem Gerät notwendig).	ca. 15–280 Euro
Schwangere, Menschen mit gestörter Kohlenhydratverdauung, mit Zöliakie, stark Übergewichtige (erhöhtes Diabetes-Risiko).	Erfasst bei korrekter Anwendung Diabetes im Frühstadium sehr genau (99 %).	ca. 17 Euro (2 Stück)
Menschen mit gestörter Blutgerinnung (Bluter); Patienten, die gerinnungshemmende Mittel einnehmen müssen.	Gut, weil Betroffene durch Mediziner für den Umgang mit dem Gerät geschult werden.	Schulung ca. 200 Euro, System mit Messgerät ab ca. 700 Euro, 48 Teststreifen ab ca. 150 Euro. Bei ärztlicher Verordnung zahlt die Krankenkasse.
Schwangere, Übergewichtige, bei Verdacht auf Diabetes, jeder über 35 Jahre (Vorsorge).	Gut, wenn er exakt nach Anleitung an drei aufeinander folgenden Tagen durchgeführt wird.	3 Teststreifen ca. 0,50 Euro
Kontrolltest für Diabetiker.	Bei richtiger Anwendung gut.	Set mit Messgerät, je 10 Lanzetten und Teststreifen ab 15 Euro, 50 Teststreifen ab ca. 27 Euro
Schwangere, Diabetiker, bei Verdacht auf Diabetes, bei Crash-Diäten.	Etwa 90 %. Bei positivem Ergebnis den Arzt aufsuchen!	50 Teststreifen ab ca. 5 Euro

TESTS FÜR ZU HAUSE

Was wird getestet?	Das Testprinzip	Wie funktioniert der Test?
Lungenfunktion	Mit dem »Peak Flowmeter« (Lungenspitzenfluss) wird die Stärke des ausgestoßenen Atems gemessen.	Man pustet dreimal mit maximaler Kraft in ein Mundstück, das mit einem Messinstrument verbunden ist. Es zeigt die Atemmenge an. Liegt der gemessene Höchstwert 50 % unter dem Normalwert: Zum Arzt!
Niere und Harnwege	Verschiedene Teststreifen werden in den Urin gehalten. Sie geben Hinweise auf Erkrankungen und Störungen von Niere, Blase und Harnwegen.	Verfärbte Testfelder weisen auf Eiweiß (Erkrankungen der Niere), Blut (Infektion) oder Nitrit (Bakterien) hin und messen den ph-Wert des Urins.
Eisprung	Teststäbchen werden in den Urin gehalten, dann in ein elektronisches Messgerät geschoben.	Farblämpchen zeigen an, wann die Frau ihren Eisprung hat.
Helicobacter pylori (Magengeschwür)	Messung von spezifischen Antikörpern gegen den Erreger, die nach Infektion im Blut zirkulieren.	Mit Hilfe einer Lanzette wird ein Tropfen Blut aus der Fingerbeere sowie 30 Sekunden danach eine Pufferlösung auf eine Testkassette geträufelt. Farbstreifen zeigen das Ergebnis.
Schwangerschaftsfrühtest	Messung des Hormons HCG im Urin. Es wird in der Plazenta (Mutterkuchen) gebildet, lässt sich schon ab dem 10. Schwangerschaftstag in Blut und Harn nachweisen.	6 Urintropfen werden auf einen Glasträger gegeben. Verfärbungen im Testfeld zeigen die Schwangerschaft an.
Menopause	Weist im Urin das Hormon FSH nach. Ist es dauerhaft erhöht, findet kein Eisprung mehr statt.	Mit einer Pipette wird Urin auf einen Teststreifen geträufelt; nach 3-5 Minuten zeigt die Verfärbung das Ergebnis an.
Cholesterin (Blutfette)	Messung und Berechnung des Gesamt- und HDL-Cholesterins im Blut.	Blut aus je einer Fingerkuppe wird in zwei verschiedene Testkassetten gegeben. Mittels Farbskala können der Wert des Gesamtcholesterins sowie des HDL-Cholesterins abgelesen werden.
FOB-Test	Ein Teströhrchen mit Teststreifen zeigt das Vorhandensein von Blut im Stuhl an	Mit einer Probenkappe wird an zwei Stellen Stuhl entnommen und in ein Probenröhrchen mit Flüssigkeit gegeben. Ein Teströhrchen wird hineingeschraubt; nach 5-10 Minuten ist das Ergebnis auf dem integrierten Teststreifen ablesbar.

Für wen ist er sinnvoll?	Wie zuverlässig ist der Test?	Was kostet er?
Patienten mit Asthma, Bronchitis, Lungenemphysem.	Bei richtiger Anwendung relativ genau. Gutes Frühwarnsystem bei drohenden Asthma-Anfällen.	ca. 13–90 Euro
Schwangere, Frauen mit häufigen Blaseninfekten, Menschen mit Harnwegserkrankungen, Diabetiker.	Störanfällig durch Ernährung, etwa durch Spinat, Erdbeeren, Spargel, Vitamin C.	10 Teststreifen ab ca. 2,50 Euro
Sowohl zur Verhütung als auch zur Planung einer Schwangerschaft.	Bei sehr genauer Anwendung über 90%.	Starterpack mit Fruchtbarkeitscomputer ab ca. 80 Euro, Teststreifen für 3 Monate ca. 30 Euro
Verdacht auf Infektion bei häufigen Magen- und Zwölffingerdarmbeschwerden.	Bei korrekter Anwendung über 90 %. Sagt aber nicht aus, ob eine akute oder ob eine überstandene Infektion vorliegt. Ergebnis sollte mit dem Arzt besprochen werden.	ca. 18 Euro
Frauen, die sehr früh wissen wollen, ob sie schwanger geworden sind.	Bis 95%. Besser den Test erst nach Ausbleiben der Regel machen: Je später er durchgeführt wird, desto genauer ist er.	9–19 Euro
Frauen mit spätem Kinderwunsch, Frauen über 45 mit Zyklusunregelmäßigkeiten.	Sehr genau. Kann durch die Einnahme der Antibabypille verfälscht werden. Nicht den Morgenurin verwenden!	ca. 10 Euro (2 Stück)
Diabetiker, Menschen mit Bluthochdruck oder Risiko für Herz-Kreislauf-Erkrankungen, Raucher und Übergewichtige.	Sollte nüchtern durchgeführt werden. Veränderte Werte durch Anti-Baby-Pille, Schwangerschaft, akute Infekte und Ernährung.	ab ca. 11 Euro
Männer und Frauen ab dem 45. Lebensjahr.	Alkohol, Medikamente, Ernährung, Magenblutungen können den Test verfälschen. Bei positivem Ergebnis immer zum Arzt!	ab ca. 7 Euro

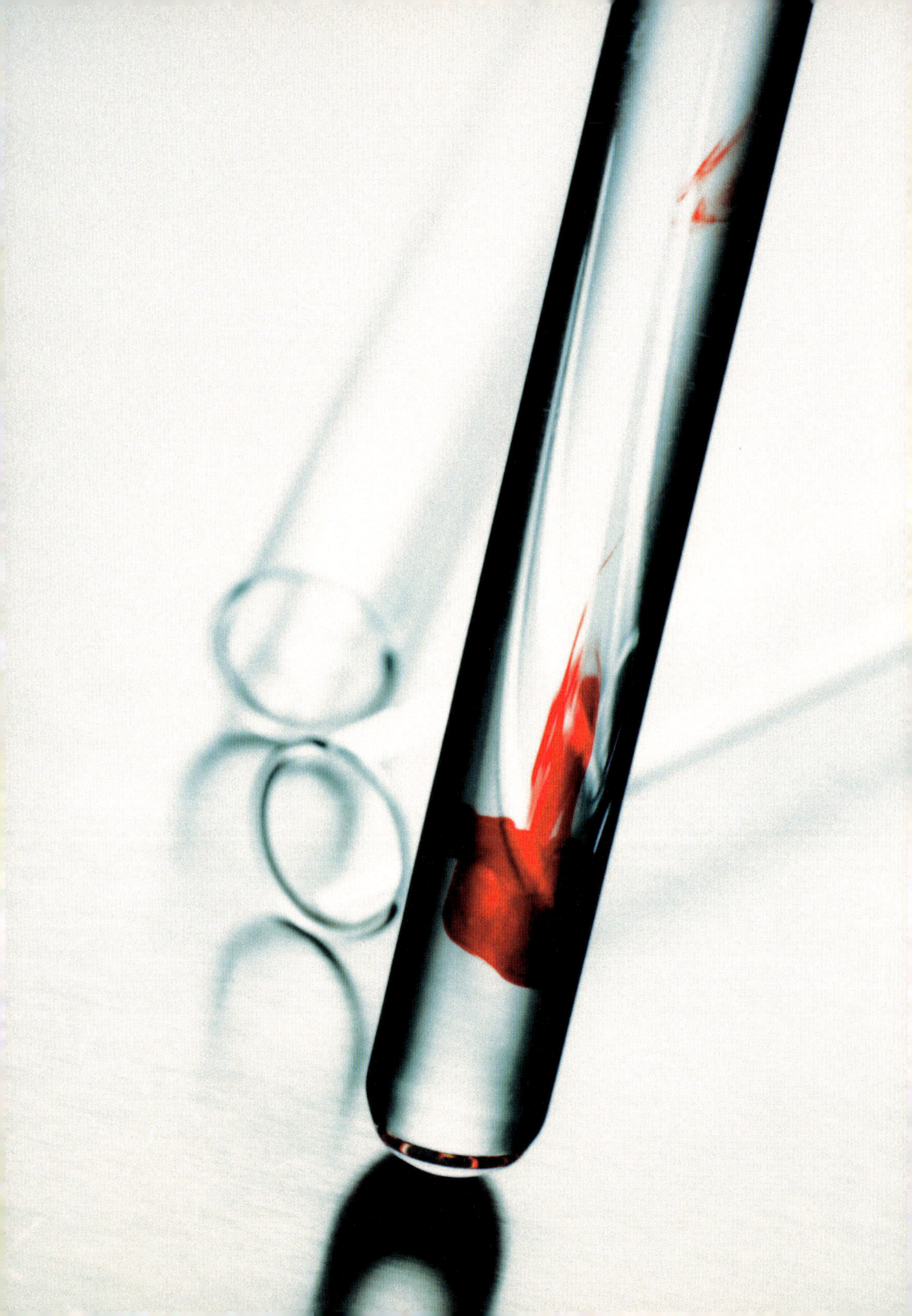

Spurensuche im Blut

Sie möchten wissen, weshalb Sie sich ständig erschöpft fühlen, plötzlich Fieber oder einen seltsamen Ausschlag haben? Ihr Arzt wird zur Fahndung nach der Krankheitsursache ein Labor mit der Untersuchung Ihres Blutes beauftragen. Die im Laborbericht aufgeführten Werte helfen ihm, das Problem in Ihrem Körper einzugrenzen.

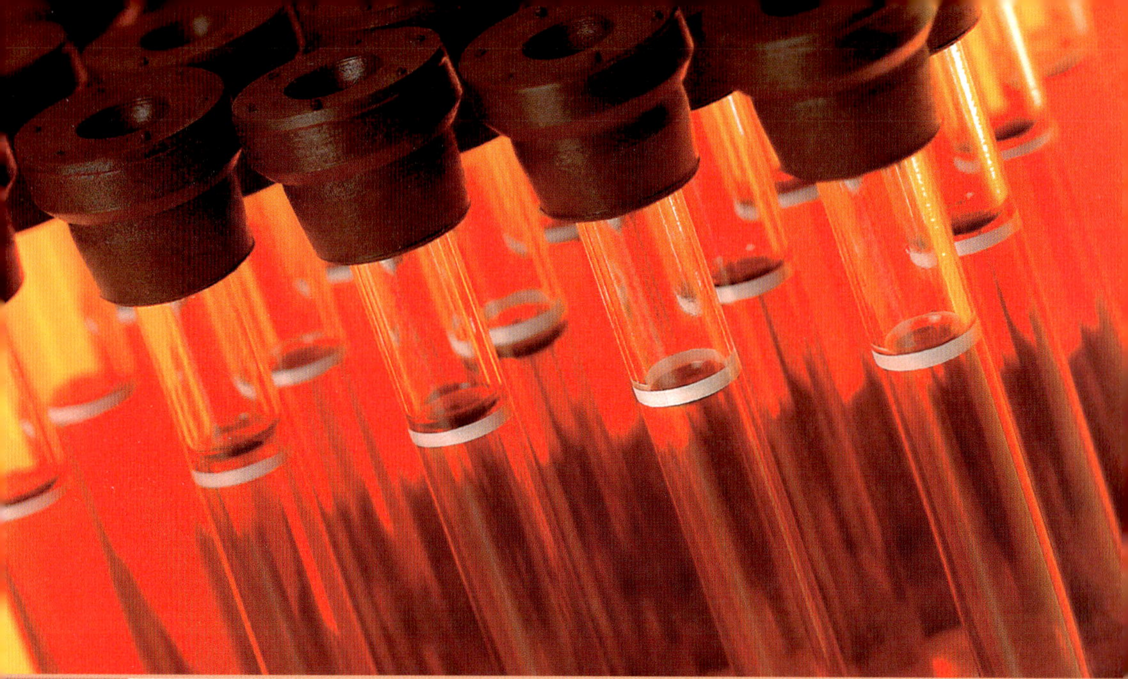

Blutbild – Blutsenkung – Blutgerinnung

Schon die Betrachtung des Blutes unter dem Mikroskop – immer noch ein Muss für jedes Labor – macht Formabweichungen der verschiedenen Blutzellen sichtbar. Für weiter gehende Informationen sorgen heute nicht nur computergesteuerte Analysegeräte, sondern auch hochspezialisierte manuelle Analysetechniken: Sie zählen die Blutkörperchen, errechnen die Verteilung von wichtigen Eiweißen im Blut, messen Hormone, entdecken Schadstoffe oder krankheitserregende Keime.

Blutbilder besser verstehen

Unter einem »Blutbild« versteht man die labortechnische Untersuchung von Blutzellen. Ihre Form, Farbeigenschaften und Beschaffenheit geben Hinweise auf viele Krankheiten. Gelegentlich werden auch die Begriffe »Hämogramm« oder »Blutstatus« dafür verwendet. Je nach Beschwerden wird Ihr Arzt eine der folgenden beiden Methoden oder einzelne Untersuchungen auswählen.

Kleines Blutbild

Das kleine Blutbild dient zum Überprüfen der festen Bestandteile des Blutes. Dazu gehören:

- Anzahl der roten Blutkörperchen
- Blutfarbstoff (Hämoglobin, Seite 28)
- Hämatokrit (Seite 29)
- Form und Größe der Erythrozyten (MCV, MCH, MCHC, Seite 29)
- Gesamtzahl weißer Blutkörperchen (Leukozyten, Seite 30)
- Anzahl der Blutplättchen (Thrombozyten, Seite 35).

Großes Blutbild

Das große Blutbild (Differenzialblutbild) schließt alle Messungen aus dem kleinen Blutbild ein. Zusätzlich werden jedoch die weißen Blutkörperchen (Leukozyten) genauer (differenziert) untersucht. Hier lassen sich verschiedene Typen unterscheiden:

- Neutrophile Granulozyten (Seite 32)
- Eosinophile Granulozyten (Seite 32)
- Basophile Granulozyten (Seite 33)
- Lymphozyten (Seite 33)
- Monozyten (Seite 35).

Erythrozyten (rote Blutkörperchen)

Über 30 Billionen rote Blutkörperchen bevölkern die Gefäße. Sie werden im Knochenmark von Brustbein, Hüftknochen und großen Röhrenknochen aus Stammzellen gebildet – 2,5 Millionen in einer Sekunde! Bausteine für ihre Herstellung sind vor allem Eisen, Vitamin B_{12} und Folsäure. Die Erythrozyten (kurz: Erys) leben 120 Tage, danach werden sie – vor allem in der Milz – zur Wiederverwertung in Einzelteile zerlegt. Die roten Blutkörperchen liefern über die Arterien Sauerstoff in alle Körperzellen und entsorgen über die Venen giftiges Kohlendioxid. Bei Sauerstoffknappheit und bei erhöhtem Sauerstoffbedarf (wie bei Leistungssportlern) vermehren sich die Erythrozyten, um den Sauerstoffmangel im Körper auszugleichen.

Erhöhte Erythrozytenzahl

- Erhöhter Anteil roter Blutkörperchen im Blut (Polyglobulie)
- Stress
- Flüssigkeitsmangel, bedingt etwa durch Diabetes, Durchfall oder Abführmittel
- Chronische Herz- und Lungenkrankheiten
- Knochenmarkerkrankungen
- Krankhafte Vermehrung aller Blutzellen (Polyzythämie).

REFERENZBEREICH

INFO

Erythrozyten

- Frauen: 4,1–5,1 Millionen/µl
- Männer: 4,5–5,9 Millionen/µl

im Venenblut von Erwachsenen

Verminderte Erythrozytenzahl

- Blutarmut (Anämie), etwa durch Eisen-, Eiweiß-, Kupfer- oder Vitaminmangel (Vitamin B_{12}, Folsäure), Störungen im Knochenmark oder bei der Eisenverwertung
- Mangelernährung, etwa bei Vegetariern. Ihnen fehlen oft die Blutbildungsvitamine Folsäure und B_{12}, die vor allem im Fleisch vorkommen
- Chronischer Blutverlust (Magen-, Darmblutungen, Warnzeichen: »Teerstuhl«), Zahnfleischbluten (Parodontitis), lange Regelblutungen
- Chronische Entzündungen
- Schwermetallvergiftung
- Störungen der Blutbildung
- Zerstörung der Erythrozyten (hämolytische Anämie)
- Nierenschädigung (Diabetes), Tumoren.

INFO

REFERENZBEREICHE

Hämoglobin
- Frauen: 12–16 g/dl
- Männer: 13,5–17,5 g/dl

im Venenblut von Erwachsenen

Hämatokrit
- Frauen: 0,36–0,48
- Männer: 0,40–0,53

im Venenblut weißer Erwachsener

MCV, MCH, MCHC
- MCV: 80–96 fl
- MCH: 28–33 pg/Zelle
- MCHC: 33–36 g/dl
  im Venenblut von Erwachsenen

Hämoglobin (Hb)

Wenn Kratzer auf Ihrer Haut leicht bluten, sehen Sie vor allem eine Eisen-Eiweiß-Verbindung namens Hämoglobin. Sie gibt dem Blut die rubinrote Farbe. Jedes rote Blutkörperchen trägt rund 300 Millionen Hämoglobin-Moleküle mit sich. Das Hämoglobin bindet den Sauerstoff in der Lunge, der bis in die kleinste Kapillare transportiert wird. Auf dem Rückweg nehmen die fleißigen Spediteure jedes Mal eine Ladung Kohlendioxid mit. Wird bei Rauchern oder auf Hochgebirgstouren der Sauerstoff knapp, vermehren sich die Erythrozyten, und die Hämoglobin-Werte steigen.

Erhöhte Hämoglobin-Werte

Zusätzlich zu den Ursachen bei erhöhter Erythrozytenzahl (Seite 27):

- Arzneimittel gegen Epilepsie, Trigeminus-Neuralgie, diabetische Nervenschädigung und Entwässerungsmittel.

Verminderte Hämoglobin-Werte

Zusätzlich zu den Ursachen verminderter Erythrozytenzahl (Seite 28):

- Medikamentenwirkstoffe wie Acetylsalicylsäure (ASS, häufiger Auslöser innerer Blutungen!), Chinin, Methyldopa
- Blutarmut (Anämie). Gemeinsam mit der Erythrozytenzahl gibt der Hb-Wert Aufschluss über die Art der Blutarmut.

Hämatokrit (Hk)

Der Hämatokrit ist kein Blutbestandteil, sondern eine Rechengröße: Er gibt an, wie viel Prozent die festen Blutbestandteile, also Blutplättchen, rote und weiße Blutkörperchen im Gesamtblut ausmachen. Je höher der Wert, desto dickflüssiger ist das Blut. Vor allem zur Abklärung von Blutarmut (Anämie) – es gibt mehrere Dutzend verschiedene Arten – benötigt der Arzt diesen Wert. Er ist in den ersten sechs Monaten einer Schwangerschaft und bei Leistungssportlern ohne Krankheitswert vermindert. Bei erhöhtem Hämatokrit nimmt das Risiko eines Diabetes, einer koronaren Herzerkrankung oder eines Schlaganfalls zu.

Erhöhte Hämatokrit-Werte

- Vermehrung der roten Blutkörperchen im Blut (Polyglobulie) durch verminderten Sauerstoffgehalt des Blutes und vermehrte Erythropoetin-Sekretion, etwa bei Lungenerkrankungen, Nierendurchblutungsstörungen, Nierentumoren
- Polycythaemia vera (Erkrankung der blutbildenden Stammzellen)
- Verminderung des Blutplasma-Volumens (Flüssigkeitsverlust nach starkem Schwitzen, Durchfall, Erbrechen).

Verminderte Hämatokrit-Werte

- Blutarmut (Anämie)
- Blutverlust
- Erhöhtes Blutplasma-Volumen (etwa bei Erkrankungen der Nebennierenrinde)
- Schwangerschaft.

MCV, MCH, MCHC

Diese rätselhaften Abkürzungen bezeichnen das Verhältnis von Erythrozytengröße (Volumen) zu Hämoglobingehalt. Die Werte werden aus den Erythrozyten-, Hämatokrit- und Hämoglobin-Bestimmungen errechnet. Damit lassen sich krankhaft veränderte Formen der Erythrozyten, zum Beispiel Vergrößerungen, feststellen. Im Einzelnen bedeuten:
MCV (Mittleres Zellvolumen) ist das standardisierte Maß des Erythrozyten-Volumens (somit der Blutkörperchen-Größe).
MCH (Mittlerer zellulärer Hämoglobin-Gehalt) gibt den Hämoglobin-Gehalt des einzelnen Erythrozyten an.
MCHC (Mittlere zelluläre Hämoglobin-Konzentration) bezeichnet die Hämoglobinkonzentration der roten Blutkörperchen und gibt Auskunft über ihre Elastizität (Viskosität). Der Wert sagt

WICHTIG !

ZU VIELE ABWEHRKÖRPER IM BLUT?

Abweichende Normwerte bei Leukozyten sind nur ein unspezifischer Alarm. Erst die speziellen Leukozyten (Seite 31ff.) im Differenzialblutbild geben genauen Aufschluss.

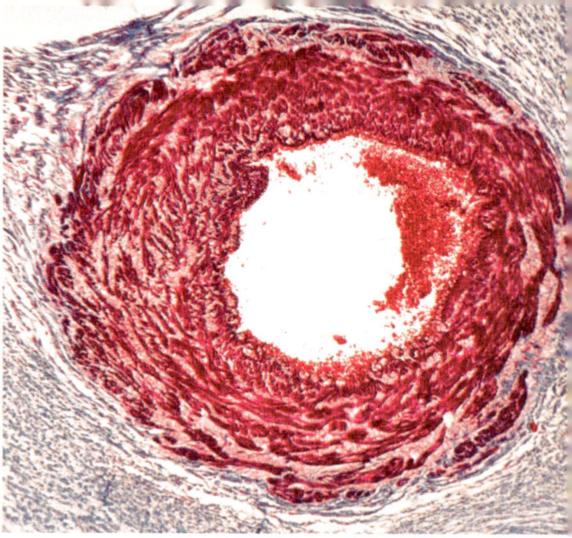

aus, ob sich die Erythrozyten genügend »schlank« machen können, um auch durch feinste Blutgefäße zu passen.

Erhöhte MCV-Werte

- Störung der Zellteilung bei der Blutbildung (makrozytäre und hyperchrome Anämien)
- Leberzirrhose
- Alkoholismus, Rauchen
- Vitamin-B_{12}- oder Folsäure-Mangel.

Erhöhte MCH-Werte

- Vitamin-B_{12}- oder Folsäure-Mangel.

Erhöhte MCHC-Werte

- Angeborener Defekt roter Blutkörperchen (Sphärozytose).

Verminderte MCV-, MCH- und MCHC-Werte

- Blutarmut (Anämie), meistens durch Mangel an Eisen, aber auch an Kupfer und Vitamin B_6.

Leukozyten (weiße Blutkörperchen)

Tag und Nacht werden Sie von etwa 20 Milliarden Bodyguards bewacht – den weißen Blutkörperchen. Sie werden im Knochenmark gebildet und entwickeln sich schon dort oder zum Teil im Thymus zu Spezialisten. Die Leukozyten patrouillieren ständig durch Blut- und Lymphgefäße und Gewebe, sammeln beschädigte Zellen zur Vernichtung ein und bekämpfen körperfremde Substanzen wie Bakterien, Pilze und Viren. Unsere lebenswichtigen Abwehrzellen sind höchst sensibel: Stress (vor allem chronischer), Schlafmangel, Strahlenbelastung, Hormone, Alkohol, Nikotin und der Verzehr von zu viel Fast Food können ihre Schlagkraft ganz enorm schwächen.

Erhöhte Leukozyten-Werte (Leukozytose)

- Bakterielle Infektionen (von Eiterzahn bis Eileiterentzündung)

- Pilz-, Parasiten-, Wurmbefall
- Chronisch entzündliche Erkrankungen wie Bronchitis, Colitis (Darmentzündung), Arthritis (Gelenkentzündung)
- Stoffwechselerkrankungen wie ein akuter Gichtanfall, eine schwere Schilddrüsenüberfunktion, Schwangerschaftskrämpfe
- Krebs der blutbildenden Zellen
- Tumoren
- Allergien
- Rauchen.

Stark erhöhte Leukozyten-Werte (über 20 000/µl)

- Chronisch myeloische Leukämie (CML) – die häufigste Leukämieform bei Erwachsenen ab 50 Jahren. Für die sichere Diagnose sind weitere Untersuchungen erforderlich, etwa eine Knochenmarkbiopsie (Gewebeprobe).

Verminderte Leukozyten-Werte (Leukopenie)

- Chronische oder akute Virusinfektion (wie Grippe, Masern, Röteln)
- Schwere bakterielle Infektion (zum Beispiel Typhus)
- Malaria
- Blutvergiftung (Sepsis)
- Autoimmunerkrankungen
- Störungen der Blutbildung im Knochenmark, etwa durch radioaktive Strahlen, Pestizide oder Schwermetalle
- Akute und chronische Vergiftungen, beispielweise mit Blei, Quecksilber, Benzol, Kohlenmonoxid
- Medikamente wie Antibiotika, Chemotherapie, Blutdrucksenker, Schilddrüsenhormone, Antidepressiva, H_2-Magensäure-Blocker.

Spezielle Leukozyten

Weiße Blutkörperchen erfüllen zahlreiche Spezialaufgaben. Die »Spezialisten« unterscheiden sich auch in ihrem Aussehen.

Granulozyten

Im Labor unterscheidet man die Granulozyten nach Anfärbbarkeit in eosinophile, basophile und neutrophile Granulozy-

INFO

REFERENZBEREICHE

Leukozyten
- Erwachsene: 3,5–10,1 Leukozyten/nl *

Granulozyten
- Neutrophile: 40–75% (1,80–6,09/nl)
- Segmentkernige : 39–75% (1,6–7,2/nl)
- Eosinophile: 0,4–8,4% (0,03–0,46/nl)
- Basophile: 0–1,7% (0– 0,08/nl)

im Venenblut von Erwachsenen

* Abhängig vom Analyseverfahren

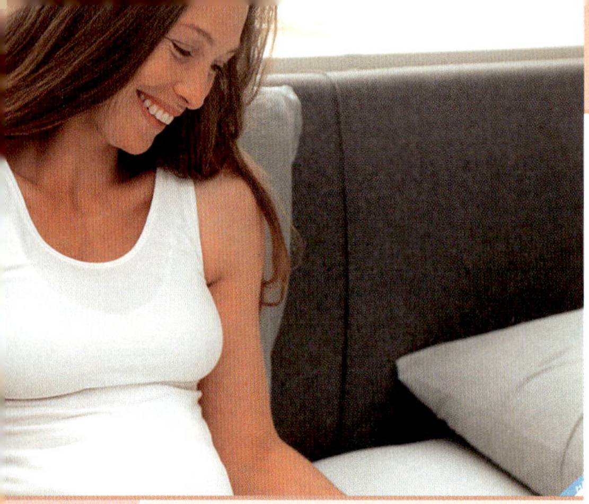

In der Schwangerschaft sind die neutrophilen Granulozyten besonders wachsam.

ten, letztere wiederum in »stabkernige« – das sind junge Zellen – und in die betagteren »segmentkernigen«. Mit 40 bis rund 80 Prozent stellen die neutrophilen Granulozyten (auch: "Neutrophile") den stärksten Anteil der weißen Blutkörperchen.

Neutrophile Granulozyten

Diese Leukozyten leisten erste Hilfe bei Bakterien- und Pilzalarm: Sie schlüpfen durch die Wände selbst der kleinsten Blutgefäße zu den Entzündungsherden. Sie kapseln Erreger oder Fremdstoffe ein, machen sie mit einer »chemischen Keule« aus Enzymen unschädlich und verdauen sie. Schwangere und Raucher haben meistens höhere Werte.

Erhöhte neutrophile Granulozyten (Neutrophilie)

- Infektionen mit Pilzen, Bakterien, Viren, Parasiten
- Vergiftungen
- Gichtanfall
- Akuter Blutverlust, etwa nach Operationen
- Medikamente wie Kortison, Lithium, Adrenalin
- Hormone (Antibabypille)
- Krebserkrankungen.

Verminderte neutrophile Granulozyten (Neutropenie)

- Bakterieninfektionen wie Typhus, Tuberkulose, Blutvergiftung
- Virusinfektionen wie Grippe, Pfeiffersches Drüsenfieber, Masern, Mumps, Windpocken
- Malaria
- Autoimmunerkrankungen
- Knochenmarksschädigung durch radioaktive Strahlen, Benzol oder Schwermetalle
- Arzneimittelallergie
- Medikamente wie Antibiotika, Antidiabetika, Malariamittel, Goldsalze zur Rheumatherapie.

Eosinophile Granulozyten

Ihre ursprüngliche Aufgabe ist die Abwehr von Würmern und Parasiten. Sie sind an allergischen Reaktionen beteiligt, die bei Allergikern durch Allergene wie Nahrungsmittel oder Blütenstaub ausgelöst werden.

Erhöhte eosinophile Granulozyten (Eosinophilie)

- Allergische Reaktionen wie Asthma, Milben- oder Nahrungsmittelallergie, Neurodermitis
- Wurm-, Pilz- oder Parasitenbefall

- Heilphase nach Infektionen
- Hauterkrankungen wie Schuppenflechte
- Medikamente wie Penicillin, Acetylsalicylsäure (ASS)
- Spezielle Infektionskrankheiten (Scharlach, Ruhr, Masern).

Verminderte eosinophile Granulozyten (Eosinopenie)

- Schwere akute Infektionen: Blutvergiftung, Typhus, Peritonitis (Bauchfellentzündung)
- Lungenentzündung
- Hormonbehandlung
- Erkrankungen der hormonproduzierenden Drüsen (Nebenniere, Hypophyse).

Basophile Granulozyten

Diese auch als »Blutmastzellen« bezeichneten Granulozyten unterstützen die Eosinophilen bei der Parasitenabwehr – leider auch bei allergischen Reaktionen.

Erhöhte basophile Granulozyten (Basophilie)

- Allergien
- Selten: Chronisch myeloische Leukämie, Polycythaemia vera (Erkrankung der blutbildenden Stammzellen).

Lymphozyten

Wenn die Granulozyten bei der Abwehr von Eindringlingen überfordert sind oder wenn es um die Vernichtung entarteter oder virusbefallener Körperzellen geht, werden andere spezielle Leukozyten aktiv: die Lymphozyten. Über 300 Milliarden Lymphozyten bewachen unseren Körper, davon sind bis zu 15 Milliarden (5 %) ständig im Blut »auf Streife«. Zusammen wiegen sie 1,5 Kilogramm. Man unterscheidet zwischen B-(Bone-Marrow-)Lymphozyten und T-(Thymus-)Lymphozyten: **B-Lymphozyten** produzieren nach Bedarf maßgeschneiderte Antikörper, als Waffen gegen äußere und innere Störenfriede. **T-Lymphozyten** organisieren die auf spezielle Erreger abgestimmte Abwehr: Einige sind Gedächtniskünstler (sie merken sich lebenslang die »Einbrecher«), andere ordern Antikörper und zusätzliche Immunzellen (etwa Fresszellen) für einen Großangriff für den Erreger. Wieder andere verhindern, dass zu viele Lymphozyten auf das gleiche Ziel losgehen.

INFO

REFERENZBEREICH

Lymphozyten

- 17 – 48% (0,9 – 3,0/nl)*

im Venenblut von Erwachsenen

* Abhängig vom Analyseverfahren

INFO

LEUKÄMIE

Jedes Jahr erkranken fast 10 000 Deutsche an Leukämie. Mediziner unterscheiden zwischen der lymphatischen (vom Lymphozyten ausgehenden) und der myeloischen (im Knochenmark entstehenden) Leukämieform. Dabei wuchern Vorläuferzellen der Leukozyten und verdrängen lebenswichtige rote Blutkörperchen und Blutplättchen. Kinder erkranken am häufigsten an der akuten lymphatischen Leukämie (ALL), Erwachsene an der akuten myeloischen Leukämie (AML). Als Auslöser werden genetische Faktoren, radioaktive Strahlen, bestimmte chemische Verbindungen und spezielle Viren diskutiert.

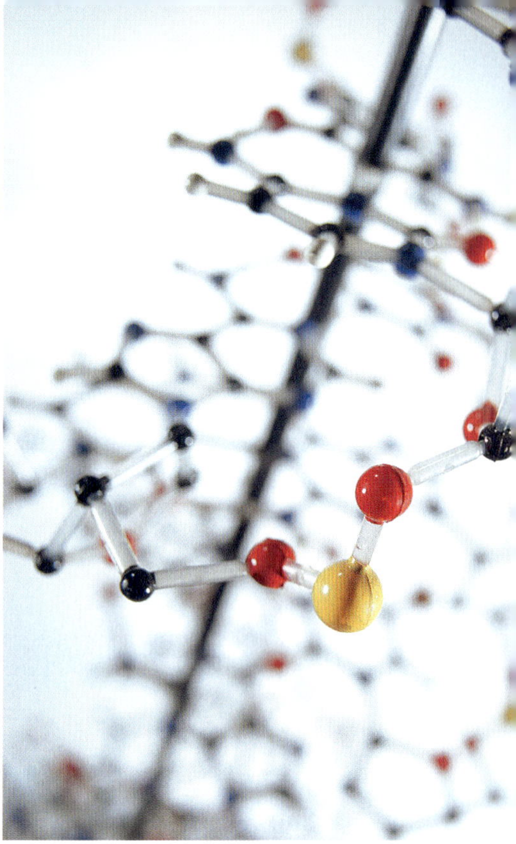

Erhöhte Lymphozyten-Werte (Lymphozytose)

- Virusinfektionen, beispielsweise mit Zytomegalie- oder Epstein-Barr-Viren (Pfeiffersches Drüsenfieber)
- Toxoplasmose (durch Tierkot oder rohes Fleisch übertragene Parasiteninfektion)
- Chronische Infektionen wie Tuberkulose oder Syphilis
- Chronische oder akute lymphatische Leukämie, Morbus Hodgkin (Lymphknotenkrebs)
- Tumoren
- Keuchhusten
- Heilphase nach Infektionen
- Schilddrüsenüberfunktion
- Nebennierenerkrankungen (Morbus Addison).

Verminderte Lymphozyten-Werte (Lymphopenie)

- Immundefekte
- Chemo-, Strahlentherapie
- HIV-Infektion (AIDS)
- Entzündliche Darmerkrankungen
- Autoimmunerkrankungen (wie zum Beispiel Lupus erythematodes)
- Rheumatische Erkrankungen
- Tuberkulose
- Akut- und Heilphase nach Infektionen wie etwa Grippe

- Nach Operationen
- Nierenversagen (Urämie)
- Zinkmangel
- Kortison-Therapie
- Stress.

Monozyten

Diese »Geschwister« der neutrophilen Granulozyten (Seite 32) räumen mit Feinden, Zelltrümmern und körperfremden Substanzen auf. Weil sie Bakterien, Viren, Pilze und auch Stoffwechselmüll einfach schlucken und mit Hilfe spezieller Enzyme zersetzen, nennt man sie auch Fresszellen oder Makrophagen.
Bei den Monozyten herrscht Arbeitsteilung: Ein Teil ist im Bindegewebe – etwa von Blutgefäßen – postiert (Histiozyten, Gewebsmakrophagen), der andere reist als mobile Truppe durch Blut- und Lymphgefäße.

Erhöhte Monozyten-Werte (Monozytose)

- Virusinfektionen wie Mumps, Masern, Windpocken, Pfeiffersches Drüsenfieber, Grippe oder Röteln
- Bakterieninfektionen wie Tuberkulose oder Syphilis
- Malaria
- Autoimmunerkrankungen
- akute und chronische Leukämien, Lymphdrüsenkrebs
- Monozyten-Leukämie
- Krebserkrankungen
- Mangel an Granulozyten
- Herzinnenhautentzündung.

Verminderte Monozyten-Werte (Monozytopenie)

- Schädigungen und Erkrankungen des blutbildenden Knochenmarks.

Thrombozyten (Blutplättchen)

Milliarden von Thrombozyten streifen als mobile Wundversorgungsambulanz durch den Körper. Kommt es zu Blutungen, eilen sie an die Wundränder. Dort

> **INFO**
>
> **REFERENZBEREICHE**
>
> **Monozyten**
> - 2,6–13% (0,2–0,8/nl)*
> im Venenblut von Erwachsenen
>
> **Thrombozyten**
> - 140–360/nl*
> im Venenblut von Erwachsenen und Kindern
>
> * Abhängig vom Analyseverfahren

fertigen sie aus faserförmigen Eiweißstoffen (Fibrinogen, Seite 39) ein »Pflaster«, mit dem sie das Leck abdichten und Blutverluste stoppen.
Ein Drittel der Thrombozyten ist in der Milz stationiert. Nach zehntägigem »Arbeitsdienst« werden die Thrombozyten in der Milz abgebaut und durch neue Zellen ersetzt.

Erhöhte Thrombozyten-Werte (Thrombozytose)

- Chronisch myeloische Leukämie (CML)
- Knochenmarkserkrankungen wie Myelofibrose (Entartung der Thrombozyten-Vorläuferzellen)
- (Meistens eitrige) Infektionen, etwa von Atem- und Harnwegen
- Abszesse
- Stress
- Chronisch-entzündliche Darmerkrankungen
- Tumoren mit Metastasen
- Blutverlust, Blutmangel (Anämie) oder Operation.

WICHTIG !

ALARM BEI VERÄNDERTEN WERTEN

Der Medikamentenwirkstoff Acetylsalicylsäure (ASS) und Alkohol senken die Thrombozyten-Werte, Joggen erhöht sie.
Bei Werten unter 10 000 Thrombozyten/µl drohen innere Blutungen; bei über 1 Million Thrombozyten/µl besteht Gefahr einer Thrombose.

Verminderte Thrombozyten-Werte (Thrombopenie)

- Schädigung des Knochenmarks und Störung der Blutplättchenbildung, etwa durch Bestrahlung, Chemotherapie
- Knochenmarksmetastasen
- Autoimmunerkrankungen wie Morbus Werlhof: Die Blutplättchen werden durch Medikamente und Antikörper des Immunsystems zerstört
- Schwere Anämien
- Starker Blutverlust, Schock
- Virusinfektionen wie Masern oder Windpocken
- Chronisch lymphatische Leukämie (CLL)
- Allergien und Anaphylaktischer Schock, etwa nach Lebensmitteln, Medikamenten, Insektenstichen
- Vitamin-C-, Vitamin-B_{12}- oder Folsäure-Mangel
- Medikamente wie verschiedene Schmerzmittel oder Chinin stehen im Verdacht, die Zerstörung der Blutplättchen durch eigene Immunzellen zu fördern
- Chronische Vergiftungen, etwa durch Benzol, Arsen, Gold.

Blutsenkung (BSG)

Die bekannteste Methode zum Aufdecken von Entzündungsprozessen heißt Blutkörperchen-Senkungsgeschwindigkeit (BSG), auch Blutkörperchen-Senkungsreaktion (BSR) genannt, oder kurz nur als Blutsenkung bezeichnet. Das ungerinnbar gemachte Blut wird in einem Glasröhrchen aufgestellt. Nun sinken die festen Bestandteile (Zellen) allmählich ab. Entscheidend ist, wie schnell dies geschieht.

Sind im Körper Entzündungsprozesse im Gang, entstehen klebrige Eiweiße, die Blutkörperchen verklumpen und schneller absinken lassen. Die Sinkgeschwindigkeit lässt allgemeine Rückschlüsse auf mögliche Krankheiten zu – nicht aber auf Art und Ort der Störung. Eine ganze Reihe von Faktoren können die Senkungsgeschwindigkeit der Blutkörperchen verändern. So lassen etwa Antibabypille, Heparin (ein Gerinnungshemmstoff) und Cholesterinbomben wie Cheeseburger die Blutkörperchen schneller sinken. Acetylsalicylsäure (ASS), Kortison oder verschiedene Rheumamedikamente dagegen verlangsamen die Sinkgeschwindigkeit. Normale Blutsenkungswerte bedeuten allerdings nicht unbedingt, dass Sie keine Krankheit haben; sie sind etwa bei chronischen Darmentzündungen, Virusinfekten oder Krebs nicht immer erhöht.

Erhöhte BSG-Werte

- Akute und chronische Entzündung
- Blutvergiftung (Sepsis)
- Blutarmut (Anämie)
- Autoimmunerkrankungen
- Akute Nieren- und Lebererkrankungen
- Tumorerkrankungen
- Vergrößerung der roten Blutkörperchen (Makrozytose)
- Schwangerschaft.

Verminderte BSG-Werte

- Chronische Leberstörungen
- Vermehrung der roten Blutkörperchen (Polyglobulie)
- Blutbildungsstörungen
- Herzmuskelschwäche.

INFO

REFERENZBEREICH

Blutsenkung (BSG)

Frauen
- bis 50 Jahre: ≤ 20 mm/h
- über 50 Jahre: ≤ 30 mm/h

Männer
- bis 50 Jahre: ≤ 15 mm/h
- über 50 Jahre: ≤ 20 mm/h

Sinkgeschwindigkeit in Millimetern innerhalb der ersten Stunde

Blutgerinnungsfaktoren

Für die Wundheilung und als Schutz vor dem Verbluten verfügt der Körper über drei voneinander unabhängige Systeme:

- Das Zusammenziehen von Blutgefäßen nach Verletzung
- Die Bildung von Blutpfropfen durch Thrombozyten zum Abdichten verletzter Blutgefäße
- Das Aktivieren von Gerinnungsfaktoren.

Es sind etwa 30 überwiegend aus Eiweißen bestehende Gerinnungsfaktoren bekannt. Einige bewirken das Verklumpen der Blutplättchen, andere lösen die Blutpfropfen zum Schutz vor Gefäßverschlüssen wieder auf.

Manche Menschen leiden an erblichen Störungen von Blutgerinnungsfaktoren. Die bekannteste Bluterkrankheit (Hämophilie) ist ein Mangel am Blutgerinnungsfaktor VIII. Bei Verdacht auf eine Blutgerinnungsstörung können die verschiedenen Gerinnungsfaktoren in aufwendigen Einzeltests bestimmt werden.

INFO

REFERENZBEREICHE

Blutungszeit
- 4,5–8 Minuten (abhängig von der Technik)

Quick-Wert (TPZ)
- 70–130% der Norm

im Blutplasma

Partielle Thromboplastinzeit (PTT, APTT)
- 26–36 Sekunden (reagenzienabhängig)

im Blutplasma

Fibrinogen
- 1,8–3,5 g/l

im Blutplasma

Blutungszeit-Test

Mit zwei winzigen Schnitten in die Haut überprüft der Arzt, über welche Zeit die Blutung anhält. Dies ist ein einfacher Test, um Gerinnungsstörungen aufzudecken. Hält die Blutung länger als sieben Minuten an, müssen zur Klärung der Ursachen genauere Untersuchungen folgen.

Quick-Test (Thromboplastinzeit)

Dieser Test wird zum Beispiel vor Operationen zur Kontrolle der Blutgerinnung, zur Überwachung einer Therapie mit gerinnungshemmenden Medikamenten oder zur Überprüfung spezieller Gerinnungsfaktoren (II, V, VII, X) eingesetzt. Unter gerinnungsverzögernden Medikamenten ist der Quick-Wert vermindert.

Verminderter Quick-Wert (verlängerte Thromboplastinzeit)

- Vitamin-K-Mangel, etwa wegen Fehlernährung, Gallensäuremangel, Darmerkrankungen. Das Vitamin ist an der Bildung einiger Gerinnungsfaktoren beteiligt.
- Lebererkrankungen (Zirrhose, akute Hepatitis)
- Mangel an Fibrinogen
- Anti-Phospholipid-Syndrom.

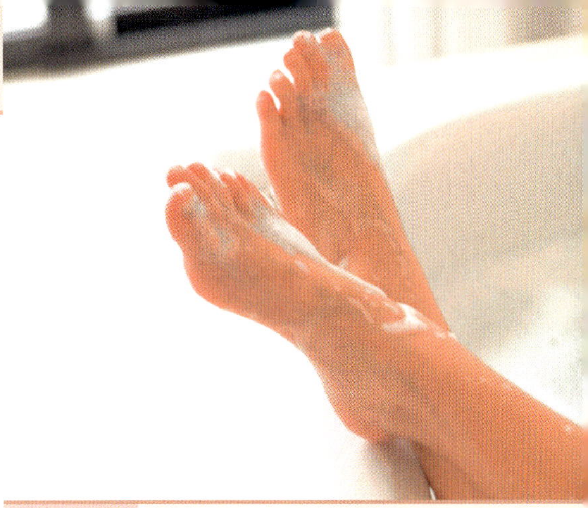

Ab und zu die Beine hochlegen ... Vorbeugung gegen Thrombose.

Partielle Thromboplastinzeit (PTT, APTT)

Bei Verdacht auf eine angeborene Bluterkrankheit (Hämophilie) oder zur Kontrolle der Blutgerinnung vor Operationen überprüft der Test vor allem Gerinnungsfaktoren, die in der Leber gebildet werden. Bei 95% aller erblichen Blutgerinnungsstörungen ist die PTT verlängert.

Verlängerte Partielle Thromboplastinzeit

- Angeborener Mangel an Gerinnungsfaktoren
- Gerinnungshemmende Medikamente (zum Beispiel Heparin).

Fibrinogen

Das in der Leber und im Knochenmark gebildete Fibrinogen (Gerinnungsfaktor I) ist eine Vorstufe für die »Fibrinpflaster« (Seite 36), die Leckagen in Blutgefäßen abdichten. Der Messwert im Blut verrät, ob im Körper vermehrt Gerinnungsprozesse (somit auch Blutungen) stattfinden, wie dies etwa bei chronisch entzündlichen Erkrankungen der Fall ist.

Erhöhtes Fibrinogen

- Akute und chronische Entzündungen
- Tumoren
- Nierenschäden, -entzündungen
- Rheuma
- Bluthochdruck.

Vermindertes Fibrinogen

- Leberschäden (wie Leberzirrhose) oder Durchblutungsstörung der Leber, etwa bei akuter Rechtsherzinsuffizienz
- Vergiftungen, etwa durch Knollenblätterpilze
- Thrombosen
- Starke Blutungen, Schock
- Malaria.

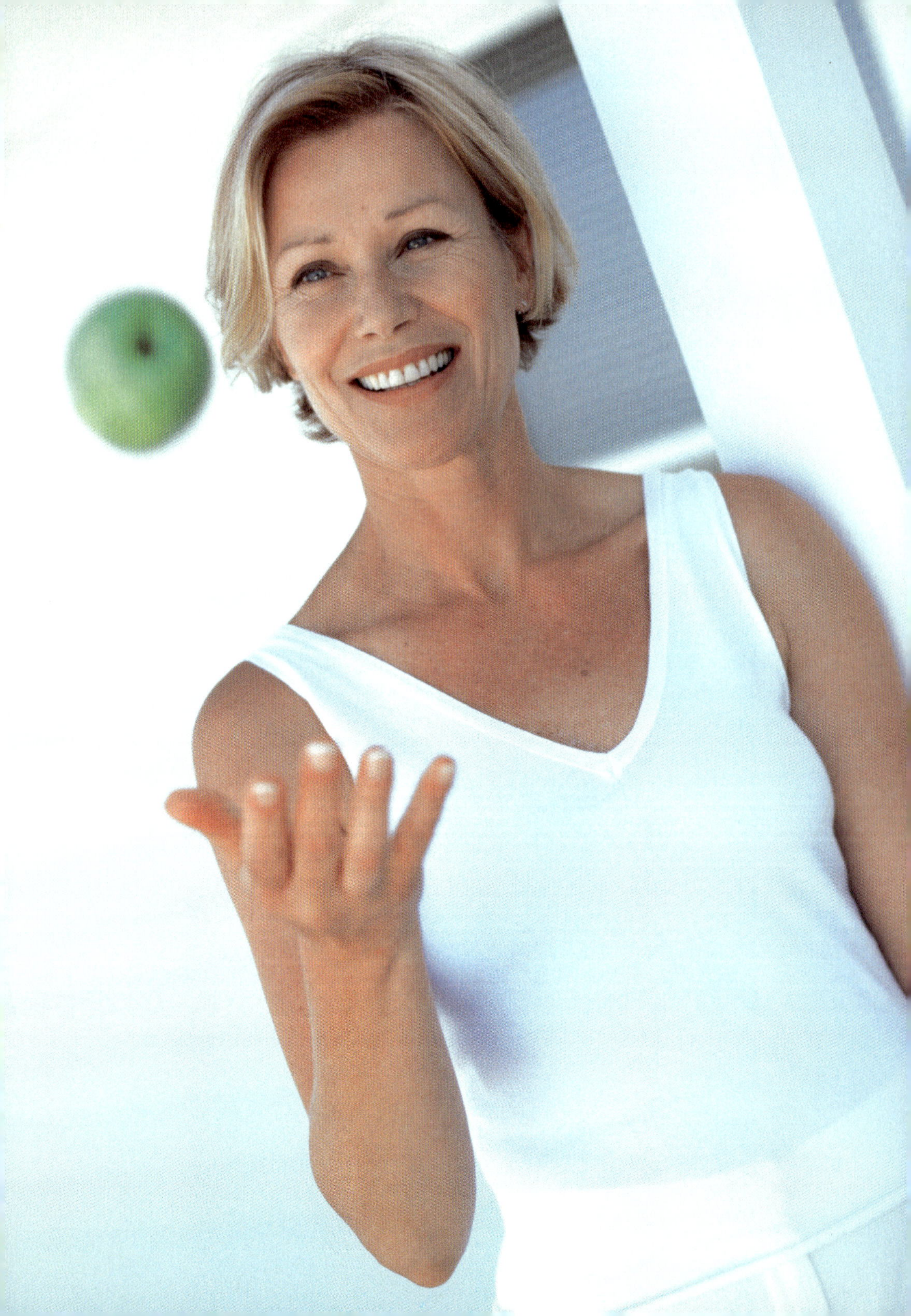

Der Stoffwechsel im Test

Zucker, Eiweiß und Fett sind die grundlegenden Bausteine menschlicher Zellen. Jede Art von Nahrung wird vom Körper in diese drei Substanzen umgebaut. Für die Steuerung dieser Vorgänge sind Vitamine, Mineralstoffe und Spurenelemente wichtig. Laborwerte analysieren Zwischen- und Endprodukte des Stoffwechsels und lassen erkennen, wie gut die beteiligten Organe arbeiten, ob Störungen vorliegen und ob Sie dringend Ihre Ernährung ändern sollten.

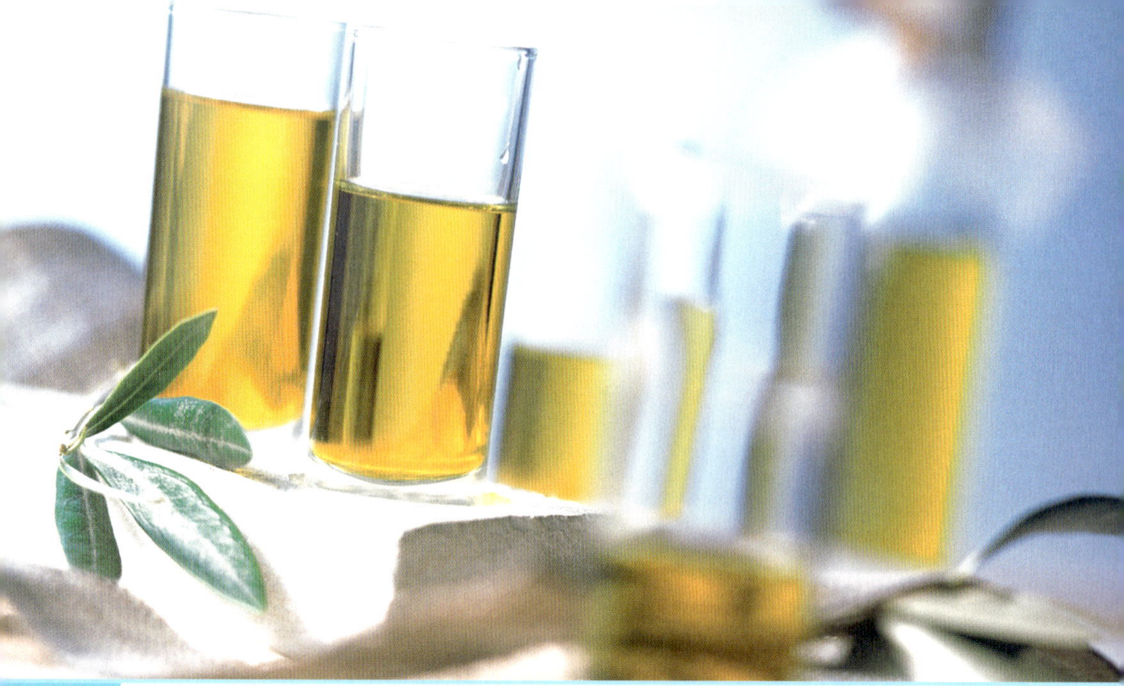

Fette (Lipide)

Fette sind lebenswichtig für unsere 70 Billionen Körperzellen. Sie bilden die Außenhaut (Zellmembran) und schützen sie gegen Beschädigungen oder den Angriff zerstörerischer Moleküle (zum Beispiel freie Radikale), machen sie verformbar und sind darüber hinaus Ausgangssubstanz oder Bestandteil wichtiger Verdauungsstoffe (Gallensäuren) und vieler Hormone (etwa der Sexualhormone oder des Stresshormons Kortisol). Fette sind sehr unterschiedliche chemische Verbindungen, zu denen sowohl einfache Lipide wie Triglyceride, Cholesterin und Cholesterin-Fettsäure-Verbindungen als auch komplexe Lipide wie zum Beispiel Phosphatide gehören. Alle Fette sind im wässrigen Blut so gut wie unlöslich. Ein zu hoher Gehalt an Blutfetten beeinträchtigt dessen Fließfähigkeit. Deshalb werden im Dünndarm und in der Leber Lipide mit wasserfreundlichen Eiweißen umhüllt. Es entstehen Fett-Eiweiß-Verbindungen, die Lipoproteine, die bis zu mehrere Tausend Fettmoleküle enthalten können.

Im Labor werden folgende Fettverbindungen im Blut bestimmt:
Triglyceride: Fettsäuren, die aus einem Glycerin-Anteil mit drei gebundenen Fettsäuren bestehen, auch Neutralfette genannt.
Gesamtcholesterin: Das gesamte in den verschiedenen Lipoproteinen in freier und gebundener Form vorkommende Cholesterin.
HDL-Cholesterin: Das in High-Density-Lipoproteinen mit hoher Dichte verpackte Cholesterin, das so genannte gute Cholesterin, da diese Lipoproteine Blutgefäße von Fettablagerungen freiputzen können.
LDL-Cholesterin: Das in Low-Density-Lipoproteinen mit niedriger Dichte transportierte Cholesterin, das so genannte schlechte Cholesterin, da diese Lipoproteine das Cholesterin leicht in geschädigte Blutgefäße abgeben können.
VLDL-Cholesterin: Das in den Very-Low-Density-Lipoproteinen mit sehr niedriger Dichte und hohem Fettanteil transportierte Cholesterin. Es gehört ebenfalls zu den Feinden der Blutgefäßwände.
Bei Verdacht auf Fettstoffwechselstörungen wird der Arzt darüber hinaus auch das Lipoprotein(a) untersuchen (Seite 47). Es gilt als Risikofaktor für Thrombosen und Herzinfarkt und ist mit den LDL-Lipoproteinen verwandt.
Weitere Untersuchungen, wie die Bestimmung des Apolipoproteins A1 (Seite 47) und auch molekulargenetische Analysen können zur Abklärung besonders schwerer oder seltener Krankheitsbilder beitragen.

Arteriosklerose (Atherosklerose)

Die Arteriosklerose (Arterienverkalkung) mit ihren gefährlichen Nebenerkrankungen wie zum Beispiel Herzinfarkt und Schlaganfall ist immer noch die häufigste Todesursache in der westlichen Welt. Als wichtigste Risikofaktoren für die Entwicklung der Arteriosklerose gelten Hypercholesterinämie (erbliche Fettstoffwechselstörung), Bluthochdruck, Rauchen, Zuckerkrankheit und Übergewicht. Die Arteriosklerose beginnt bereits im frühen Erwachsenenalter, wenn in kleinen Defekten der Innenwand von Arterien Abwehrzellen (Monozyten/Makrophagen) einwandern und Fett und Cholesterin abgelagert werden. Es bilden sich aus Fetten und Entzündungszellen bestehende arteriosklerotische Plaques. Bei Ausschaltung aller Risikofaktoren sind sie anfänglich noch rückbildungsfähig, andernfalls sammeln sich in den kleinen Entzündungsherden der Gefäßwand weiterhin Cholesterin und Entzündungszellen an. Makrophagen haben die Fähigkeit, nicht nur nahezu unbegrenzte Mengen an LDL aufzunehmen (Schaumzellbildung), sondern sich auch Lipoprotein(a) einzuverleiben. Der Plaque vergrößert sich, die dünne Bindegewebskappe über dem Plaque kann aufbrechen (so genannte instabile Plaques), das Gerinnungssystem wird aktiviert, es bildet sich über dem Plaque ein Thrombus

INFO

REFERENZBEREICHE

Gesamtcholesterin

- ≤ 160 mg/dl (≤4,14 mmol/l*) in Serum und Plasma von Erwachsenen unter 60 Jahren

* = SI-Einheiten

HDL- und LDL-Cholesterin

- HDL: ≥40 – 60 mg/dl (0,46 – 0,69 mmol/l*)
- LDL: ≤ 100 mg/dl (≤ 2,59 mmol/l*, PROCAM-Studie), ≤ 160 mg/dl (≤ 4,1 mmol/l*)**

in Serum und Plasma von Erwachsenen; * = SI-Einheiten

**Toleranzbereich für Patienten ohne Risikofaktoren wie Rauchen oder Bluthochdruck; je mehr Risikofaktoren, desto niedriger sollte der LDL-Wert sein

Nach US-Richtlinien sollte für den Schutz vor koronaren Herzkrankheiten (KHK) der HDL-Wert 40 mg/dl nicht unterschreiten.

(Blutgerinsel), der kleine Arterien verengen oder verschließen kann. Teile des Thrombus können sich ablösen und dann in die kleinen Herzkranzgefäße oder Hirngefäße verschleppt werden und diese verstopfen. Die Folgen sind Infarkte (Herzinfarkt, Hirninfarkt, Schlaganfall). Es wird versucht, die Plaques medikamentös zu stabilisieren und die Thrombenbildung zu bremsen. Der wirkungsvollste Beitrag zur Vorbeugung der Arteriosklerose lässt sich jedoch durch eine gesunde Ernährung und regelmäßige körperliche Aktivität erzielen.

Cholesterin

Gesamtcholesterin

Der Körper bildet etwa drei Viertel des insgesamt vorhandenen Cholesterins (Gesamtcholesterin) selbst – nur ein Viertel wird über die Nahrungsaufnahme ins Blut geschleust. Durch eine cholesterinarme Diät (wenig Fleisch, Schalentiere, Milchprodukte, Butter) kann das Serumcholesterin um etwa 10 % gesenkt werden, allerdings nur dann, wenn gleichzeitig auch der Verzehr von Kohlenhydraten (Brot, Zucker, Kartoffeln) eingeschränkt wird. Eine übermäßige Kohlenhydratzufuhr kurbelt die körpereigene Cholesterinproduktion an. Eine Messung des Gesamtcholesterins gibt leider nur ungenaue Auskunft darüber, ob das Krank-

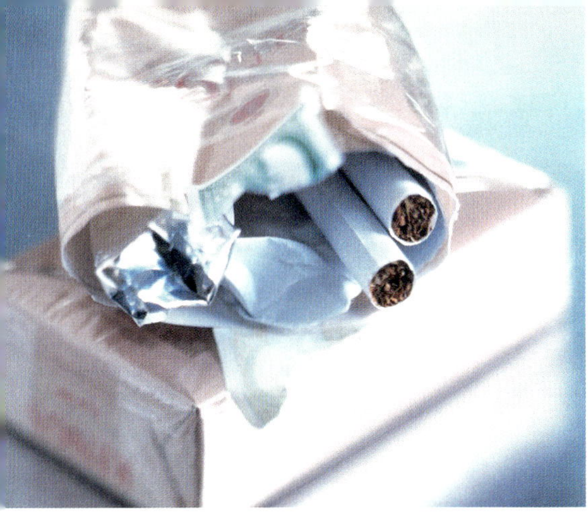

WAS DEN CHOLESTERINSPIEGEL VERÄNDERT

Vitamin C und manche Schmerzmittel können den Cholesterinspiegel senken, Rauchen dagegen erhöht ihn! Das Gesamtcholesterin steigt im Alter an.

INFO

heitsrisiko erhöht ist: Als Risikoschwelle, vor allem für Krankheiten der Herzkranzgefäße, gilt ein Wert von 200 mg/dl, ab 250 mg/dl steigt das Erkrankungsrisiko stark an.

Cholesterin-Grenzwerte

Bei Gesunden erhöht sich das Risiko von Krankheiten der Herzkranzgefäße (koronare Herzkrankheiten, KHK) laut zahlreicher Studien ab einem Cholesterinwert von 200 mg/dl mäßig, bei Werten von über 250 mg/dl jedoch stark. Da auch bei Gesunden das Cholesterin im Blut mit zunehmenden Alter ansteigt, werden bei über 40-Jährigen in der Regel auch noch Cholesterinwerte bis 240 mg/dl als normal angesehen. Kommen allerdings Risikofaktoren wie zum Beispiel Diabetes mellitus, andere Herzkrankheiten, Bluthochdruck oder erbliche Fettstoffwechselstörungen dazu, erhöht sich das Risiko einer KHK schon bei deutlich niedrigeren Werten (siehe Kasten S. 44 HDL/LDL).

Erhöhte Cholesterin-Werte

- Erbliche Fettstoffwechselstörung (Hypercholesterinämie)
- Erbliche oder erworbene Fettstoffwechelstörung (Hyperlipidämie)
- Schlecht eingestellter Diabetes mellitus
- Chronische Leber-, Gallen- und Nierenerkrankungen
- Hormone (Gestagene wie in der Antibabypille, Kortison)
- Schilddrüsenunterfunktion
- Falsche Ernährung (bei zu viel tierischem Fett wie Eier, Fleisch, Fast Food, Süßigkeiten).

Verminderte Cholesterin-Werte

- Schilddrüsenüberfunktion
- Lebererkrankungen
- Chronische entzündliche Darmerkrankungen
- Fettarme Ernährung
- Krebserkrankungen im Verdauungstrakt.

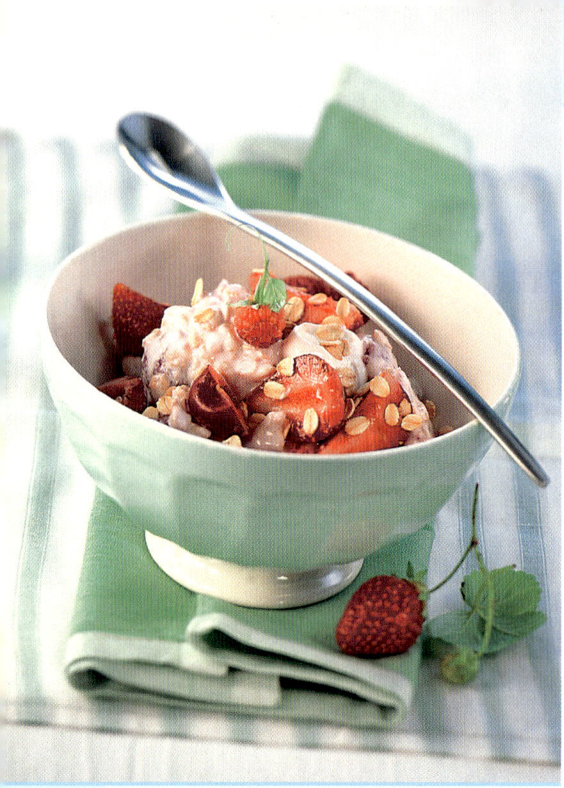

Eine gesunde Ernährung hilft, die Cholesterin-Werte unter Kontrolle zu halten.

HDL- und LDL-Cholesterin

Aussagekräftiger als das Gesamtcholesterin ist immer das Verhältnis der HDL- und LDL-Cholesterine (Seite 43) zueinander. Wissenschaftler haben ihnen die Eigenschaften »gut« und »schlecht« zugeteilt. Das »gute« HDL sammelt gefährliche Fettablagerungen an den Zellen der Gefäßwände ein und bringt sie zur Leber. LDL dagegen transportiert den Hauptteil des Cholesterins im Blut, aber auch zum Beispiel fettlösliche Vitamine zu den Endverbrauchern (Fettzellen, Muskelzellen usw.) und fördert dadurch auch seine Ablagerung in den Blutgefäßen und die Entwicklung der Arteriosklerose. Zwei Drittel aller Patienten mit koronaren Herzkrankheiten (KHK) haben verminderte HDL-Werte. Neue Untersuchungen scheinen darüber hinaus verblüffende Zusammenhänge aufzudecken: Die nicht seltenen Infektionen mit dem »Magen-Ulkus-Keim« Helicobacter pylori (Seite 74) senken auf noch unbekannte Weise das HDL-Cholesterin und erhöhen so die Gefahr für Herzinfarkt und Schlaganfall.

LDL-Grenzwerte

Die Zielwerte für LDL-Cholesterin sollten bei Patienten mit Hochrisikofaktoren wie Diabetes mellitus oder koronaren Herzkrankheiten unter 100 mg/dl, bei Personen mit anderen Risikofaktoren wie Bluthochdruck, Rauchen, Bewegungsmangel unter 160 mg/dl (bei einem einzelnen Risikofaktor) beziehungsweise unter 130 mg/dl (bei zwei und mehr Risikofaktoren) liegen.

Erhöhtes LDL-Cholesterin

- Arteriosklerose, erhöhtes Herzinfarktrisiko
- Hormone (wie Gestagene)
- Bewegungsmangel
- Diätfehler
- Rauchen
- Schlecht eingestellter Diabetes mellitus.

Lipoprotein(a)

Die in der Leber gebildete Fett-Eiweiß-Verbindung Lp(a) ist ein LDL-Partikel, der an das Apolipoprotein(a), kurz Apo(a), eines der klebrigsten Eiweißmoleküle, festgebunden ist. Apo(a) fördert die Blutgerinnung (Thrombosen). Lp(a) gilt in höherer Konzentration als unabhängiger Risikofaktor für Arteriosklerose, Herzinfarkt und Schlaganfall. Der individuelle Blutspiegel von Lp(a) ist genetisch festgelegt. Dennoch lässt sich ein zu hoher Lp(a)-Spiegel senken, zum Beispiel durch Vitamin C (in Sanddorn, Kiwis, Zitrusfrüchten) oder Niacin (Vitamin B_3, in Bierhefe, Milch, Weizenkeimen).

Erhöhte Lp(a)-Werte

- Arteriosklerose (koronare Herzkrankheiten, Schlaganfall)
- Chronisches Nierenversagen
- Nephrotisches Syndrom (Nierenerkrankung)
- Schilddrüsenunterfunktion
- Schlecht eingestellter Diabetes mellitus.

Verminderte Lp(a)-Werte

- Schilddrüsenüberfunktion
- Therapie mit Niacin.

Apolipoprotein A1

Das Apolipoprotein A1, kurz Apo A1 genannt, wird in Dünndarm und Leber gebildet und stellt mit 30 % den Haupteiweiß-Anteil des HDL-Cholesterins dar. Es unterstützt ein Schlüssel-Enzym des Cholesterin-Stoffwechsels. Vermutlich stellt der Eiweißkomplex einen wichtigen Schutzfaktor für die Herzgefäße dar, denn in vielen Studien hat sich gezeigt, dass die meisten Patienten mit koronarer Herzkrankheit verminderte Apo A1-Werte aufwiesen. Der Blutwert von Apo A1 stellt nach Ansicht von Forschern einen noch wichtigeren Marker für die Entwicklung von Herzgefäß-Erkrankungen und das Risiko eines Herzinfarkts dar als das HDL-Cholesterin. Um einen korrekten HDL-Cholesterinwert zu ermitteln, darf der Patient vor der Untersuchung 8 Stunden lang keine Nahrung zu sich nehmen – der Apo A1-Wert dagegen wird auch trotz Nahrungsaufnahme korrekt angezeigt.

INFO

REFERENZBEREICHE

Lipoprotein(a)

- <300 mg/l

im Serum
Referenzwerte abhängig vom Testverfahren

Apolipoprotein A1

- Frauen: ø 145 mg/dl (105 – 205 mg/dl)
- Männer: ø 105 – 175 mg/dl

Referenzwerte abhängig vom Testverfahren

Erhöhte Apo-A1-Werte

- Erbliche Hyper-Alpha-Lipoproteinämie
- Schilddrüsenüberfunktion
- Chronischer Alkoholkonsum
- Schwangerschaft, Hormone (Östrogene), Antibabypille.

Verminderte Apo-A1-Werte

- Erbliche Fettstoffwechselstörungen (Familiäre Hypo-Alpha-Lipoproteinämie, Hyperlipoproteinämie Typ I, Typ III und Typ V, Tangier-Krankheit)
- Chronisches Nierenversagen
- Nephrotisches Syndrom
- Leberzirrhose
- Lebererkrankung mit Gallenstau
- Diabetes mellitus
- Übergewicht, Rauchen.

INFO

REFERENZBEREICH

Triglyceride

- ≤ 150 mg/dl (≤ 2,26 mmol/l*) in Serum und Plasma von Erwachsenen

* = SI-Einheiten

Triglyceride

Fettzellen enthalten zum größten Teil Triglyceride, die so genannten Neutralfette (Seite 42f.). Ihre Bestandteile Glycerin und drei verschiedene Fettsäuren sind der Brennstoff, aus dem die Zellen Energie gewinnen. Gefährlich für Herz und Blutgefäße werden hohe Triglycerid-Werte erst dann, wenn wenig »gutes« HDL-Cholesterin und viel »gefährliches« LDL-Cholesterin im Blut schwimmen (Seite 45f.).

Erhöhte Triglycerid-Werte

- Diabetes
- Nieren-/Lebererkrankungen
- Entzündung der Bauchspeicheldrüse
- Unterfunktion der Schilddrüse
- Fettsucht (Adipositas)
- Angeborene Fettstoffwechselstörung (Hyperlipoproteinämie Typ IV)
- Medikamente wie Betablocker, Antibabypille oder Kortison
- Gicht
- Eine an Kohlenhydraten reiche Ernährung.

Verminderte Triglycerid-Werte

- Überfunktion der Schilddrüse
- Auszehrung, etwa bei Durchfällen, chronischen Darmerkrankungen oder Krebs.

FETTSÄUREN IM ÜBERBLICK

Im Folgenden finden Sie eine Zusammenstellung der »guten« und »schlechten« Fettsäuren, und was sie im Körper bewirken.

Fettsäure	Wirkung und wichtige Nahrungsmittelquellen	Verzehr
Gesättigte Fettsäuren	Sie steigern sowohl das »gute« (HDL) als auch das »gefährliche« Cholesterin (LDL). **Quellen:** Tierische Fette wie Butter, Milch, Eier, Käse, Fleisch. **Wichtig:** In Fleisch sind auch ungesättigte Fettsäuren und wichtige Vitamine für die Blutbildung enthalten.	Hin und wieder essen!
Einfach ungesättigte Fettsäuren (Ölsäure)	Sie verringern das gefäßschädigende LDL-Cholesterin. Mittelmeeranwohner konsumieren besonders viel Olivenöl – und sterben statistisch seltener an Herz-Kreislauf-Erkrankungen. **Quellen:** Oliven- und Rapsöl, Avocados.	Häufiger essen!
Omega-3-Fettsäuren	Diese mehrfach ungesättigten Fettsäuren sind wirksame Gefäßreiniger: Sie halten das Blut flüssig, schützen vor Herzinfarkt, chronisch-entzündlichen Erkrankungen und Alzheimer. **Quellen:** Lachs, Hering, Makrele, Sardinen, Leinsamen, Leinöl, Rapsöl.	Häufiger essen!
Omega-6-Fettsäuren	Auch sie gehören zu den mehrfach ungesättigten Fettsäuren. Die wichtigste ist die Linolsäure. Ist ihr Anteil in der Nahrung zu hoch, soll sich das Krebsrisiko erhöhen. Besser also sparsam konsumieren! **Quellen:** Soja-, Distel-, Maiskeim- und Sonnenblumenöl.	Den Konsum einschränken!
Cholesterin	Erstaunlich, aber das Cholesterin aus der Nahrung lässt die Cholesterin-Werte im Blut kalt! Harvard-Forscher gaben jüngst Entwarnung für das Frühstücksei: Selbst ein Ei pro Tag beeinflusst das Herzinfarktrisiko von Gesunden nicht. **Quellen:** Eigelb, Kaviar, Leber, Austern.	Hin und wieder essen!
Trans-Fettsäuren	Sie entstehen, wenn Pflanzenöle durch Wasserstoffzusatz industriell gehärtet werden. Sie erhöhen den Cholesterinspiegel und gelten als Risikofaktor beispielsweise für Brust- und Prostatakrebs. **Quellen:** Chips, Pommes, Blätterteig, Nuss-Nougat-Creme, Butter, einige Margarinesorten.	Den Konsum stark einschränken!

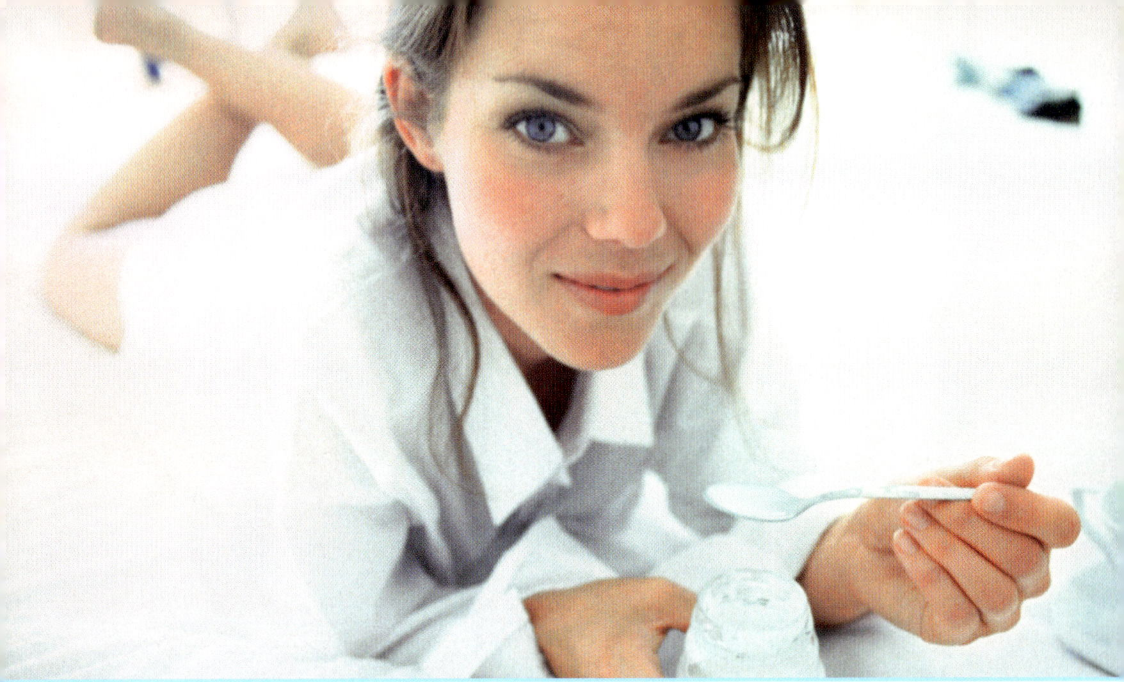

Eiweiße (Proteine)

Fast ein Fünftel des Menschen besteht aus Eiweiß. Es ist Grundbaustein fast aller Körpergewebe und an jedem Stoffwechselvorgang beteiligt. Die Vielfalt der Eiweiße entsteht aus der unterschiedlichen Kombination von 20 winzigen Bausteinen, den Aminosäuren. Eiweiß muss täglich über die Nahrung zugeführt werden. Ein Büroangestellter braucht etwa ein Gramm Eiweiß pro Kilogramm Körpergewicht, Sportler und Schwerarbeiter benötigen mehr. Eiweiße sind Allround-Genies: Sie sind für die Gerüstbildung des Bindegewebes ebenso zuständig wie für die Erneuerung und Reparatur von Zellen. Eiweiß kann direkt in seiner Gesamtheit (Gesamteiweiß) oder durch die so genannte Elektrophorese oder indirekt durch sein Abbauprodukt, den Harnstoff gemessen werden.

Gesamteiweiß

Über 100 verschiedene Eiweiße finden sich allein im Blutplasma: Dort befördern sie Nährstoffe, Hormone und Sauerstoff zu den Zellen und versorgen Blut und Gewebe mit Flüssigkeit. Im Blutserum sind vor allem die als Hormone, Enzyme und Antikörper (Immunglobuline, Seite 104) tätigen Eiweiße enthalten. Bei starkem Eiweißmangel kommt es zur Ödembildung (Flüssigkeitseinlagerung in Geweben), beispielsweise zu geschwollenen Fußknöcheln.

Erhöhtes Gesamteiweiß (Hyperproteinämie)

- Leberzirrhose
- Chronisch entzündliche Erkrankungen wie zum Beispiel Malaria, Lungentuberkulose, Syphilis
- Flüssigkeitsverluste wegen Durchfällen, Erbrechen, Nierenversagen
- Blutkrebs (Plasmozytom).

Vermindertes Gesamteiweiß (Hypoproteinämie)

- Antikörpermangel (angeborene oder erworbene Immunstörung)
- Schwere Leberschädigung, etwa durch Virus-Hepatitis oder Gifte
- Nahrungsmittelallergie, auch Zöliakie (Allergie gegen Getreide-Eiweiße)
- Darmerkrankungen mit chronischen Durchfällen und Eiweißverlust im Darm
- Darmpolypen oder Darmdivertikel (Ausstülpungen der Darmwand)
- Tumorerkrankungen
- Chronische Nierenentzündung
- Schwere Hauterkrankungen, nässende Ekzeme
- Eiweißarme Ernährung.

Elektrophorese

Weicht der Gesamteiweiß-Wert von den Normalwerten ab, muss geprüft werden, welche Eiweiße dafür verantwortlich sind. Dazu werden die Serum-Eiweiße mit Hilfe von elektrischem Strom in Gruppen von Eiweißbausteinen getrennt und ihre Konzentration erfasst. Untersucht werden:
Albumin: Das große Proteinmolekül ist als Transporteur für Nährstoffe, Hormone und Vitamine im Blut unterwegs. Es reguliert außerdem den Flüssigkeits- und Mineralstoffaustausch zwischen Blut und Zellen. Bei vielen Erkrankungen ist Albumin vermindert bei gleichzeitigem Anstieg einzelner Globuline (Eiweißkörper). Erhöhte Albumin-Werte treten meist nur nach starkem Flüssigkeitsverlust (zum Beispiel Durchfall) auf.

INFO

REFERENZBEREICHE

Gesamteiweiß
- 66–83 g/l*

Elektrophorese
- Albumin: 55,3–68,9% (32,4–50,4 g/l)
- Alpha-1-Globulin: 1,6–5,8% (1,3–3,9 g/l)
- Alpha-2-Globulin: 5,9–11,1% (5,4–9,3 g/l)
- Beta-Globulin: 7,9–13,9% (5,9–11,4 g/l)
- Gamma-Globulin: 11,4–18,2% (5,8–15,2 g/l)

*im Serum/Plasma von Erwachsenen; Werte je nach Methode

Alpha- und Beta-Globuline: Dies sind Eiweiße, die vor allem an der Blutgerinnung, am Transport von Kupfer und Vitamin A oder an Entzündungen beteiligt sind. Als »Akute-Phase«-Proteine lösen sie den Erstalarm beim Eindringen von Erregern aus.
Gamma-Globuline: Zu ihnen gehören die Antikörper (Immunglobuline, Seite 104) des Immunsystems. Sie werden bei Erregeralarm gezielt ins Blut geschickt.

Vermindertes Albumin

- Akute und chronische Entzündungen
- Verbrennungen
- Lymphknotenkrebs, Tumoren
- Leberzirrhose, Hepatitis
- Nierenerkrankungen
- Blutkrebs (Plasmozytom: Tumor aus Antikörper produzierenden Zellen).

Harnstoff

Der Abbau von Eiweiß im Stoffwechsel geschieht stufenweise über Aminosäuren zu giftigem Ammoniak, das von einer gesunden Leber sofort in den ungiftigen Harnstoff umgewandelt wird. Aus drei Gramm Eiweiß entsteht ein Gramm Harnstoff. Er wird von den Nieren aus dem Blut gefiltert und mit dem Urin ausgeschieden. Harnstoff ist in gewisser Menge für die Haut (zur Auflösung von Verhornungen) wichtig.

Die Harnstoffmenge im Blut hängt davon ab, wie eiweißreich die Nahrung ist und wie gut Leber und Nieren arbeiten. Steigen die Harnstoff-Werte im Blutserum messbar an, ist die Nierenfunktion bereits um ein Viertel verringert.

Erhöhte Harnstoff-Werte

- Akutes Nierenversagen, chronische Nierenschwäche
- Austrocknung (etwa nach Erbrechen, Durchfällen)
- Prostata-Entzündung
- Harnwegsverschlüsse (etwa durch Harnsteine, Tumoren)
- Zu eiweißhaltige Ernährung
- Ascorbinsäure (Vitamin C).

Verminderte Harnstoff-Werte

- Schwere Lebererkrankungen
- Eiweißarme Kost (wie bei Vegetariern).

Harnsäure

Harnsäure ist das Endprodukt beim körpereigenen Abbau von Purinen. Purine kommen in jeder Zelle als Bausteine der Erbinformation (in Zellkernen) und beim Energiestoffwechsel (als Träger chemischer Energie) vor. Die Harnsäure wird von den Nieren aus dem Blut gefiltert und über den Urin ausgeschieden. Die Werte sind abhängig von Alter, Geschlecht und Ernährung sowie von Nieren- und Darmfunktion. Harnsäure-»Bomben«

sind Fleisch, Wurst und Alkohol. Ständig erhöhte Werte gelten als Risikofaktor für Schäden an Herz, Nieren und Gelenken (Gicht).

Erhöhte Harnsäure-Werte (Hyperurikämie)

- Gicht
- Diabetes
- Akutes und chronisches Nierenversagen, Nierensteine
- Überfunktion von Schilddrüse und Nebenschilddrüsen
- Chemo-, Strahlentherapie
- Tumorerkrankungen, Leukämie
- Medikamente wie Kortison oder Magensäureblocker
- Bluthochdruck
- Fasten.

Verminderte Harnsäure-Werte

- Störungen der Nierenfunktion, erhöhte Ausscheidung
- Schwere Lebererkrankungen
- Röntgenkontrastmittel
- Östrogene
- Schwermetallvergiftung
- Medikamente (etwa Salicylate), Antirheumatika, bestimmte Hustenmittel.

Gicht

Gicht ist eine Störung des Harnsäurestoffwechsels: Entweder wird zu viel Harnsäure produziert oder die Harnsäure kann wegen einer Funktionsstörung von Niere oder Darm nur unzureichend ausgeschieden werden. Die Folge: Überschüssige Harnsäure lagert sich in Form von Kristallen in den Gelenken ab und löst Entzündungsschübe aus. Typische Warnzeichen sind frühmorgendliche Schmerzen im Großzehengelenk, seltener im Sprung-, Hand- oder Kniegelenk. Die Gelenke sind gerötet und geschwollen. Häufigste Ursache ist ein Übermaß an purinreicher Nahrung (Fleisch, Wurst).
Beugen Sie vor, indem Sie den Genuss von Alkohol und den Verzehr von Fleisch, Innereien, Bierhefe und Forelle reduzieren. Trinken Sie viel Mineralwasser oder Brennnesseltee und essen Sie viel Obst und Gemüse: Das unterstützt die Nieren beim Ausscheiden der Harnsäure.

REFERENZBEREICHE

INFO

Harnstoff

- 17–43 mg/dl (2,8–7,2 mmol/l*)

in Serum und Plasma von Erwachsenen; altersabhängige Schwankungen; * = SI-Einheiten

Harnsäure

- Frauen: 2,3–6,1 mg/dl (137–163 µmol/l*)
- Männer: 3,6–8,2 mg/dl (214–488 µmol/l**)

in Serum und Plasma von Erwachsenen; bei Männern gilt die Obergrenze von 7,0 mg/dl (416 µmol/l) als Schwellenwert für ein erhöhtes Krankheitsrisiko.
*=SI-Einheiten;

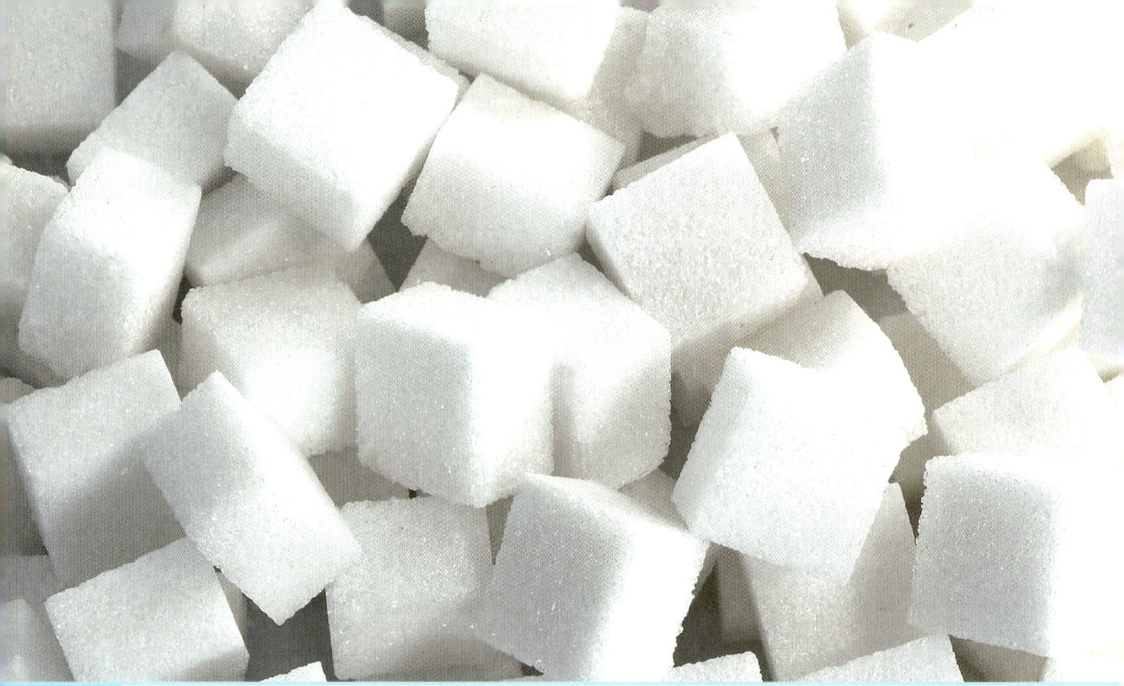

› Zucker (Kohlenhydrate)

Neben Fetten und Eiweißen ist Zucker der dritte Grundbaustein unseres Körpers. Bekommt Ihr Körper keinen Zucker in Form von Glukose, versagt das Denken, und die Muskeln machen schlapp. Allein das Gehirn benötigt pro Tag etwa 140 Gramm Glukose. Jede Art von Zucker in der Nahrung, auch der Haushaltszucker (Saccharose), muss im Darm zu Glukose (Blutzucker) umgewandelt werden, damit er ins Blut und in die Zellen geschleust werden kann. Hierzu leistet die Bauchspeicheldrüse Schwerstarbeit: Sie muss Insulin produzieren, das wie ein Schlüssel die Zellen für die Zuckereinlagerung aufschließt. Ist die Bauchspeicheldrüse überfordert, gelangt zu wenig Glukose in die Zellen, und sie hungern trotz Überfluss.
Die Folgen: Übersäuerung des Körpers bis zum Zusammenbruch des Stoffwechsels. Die Glukose, die von den Zellen nicht aufgenommen werden kann, verklebt Eiweißstoffe wie Karamellbonbons, was zu Schäden an Blutgefäßen, Nerven und zur vorzeitigen Zellalterung führt.

Blutzucker (Glukose)

Pflanzliche Lebensmittel wie Getreide oder Kartoffeln enthalten große Mengen Kohlenhydrate (Stärke). Deren Riesenmoleküle sind aus vielen Glukosemolekülen zusammengesetzt. Damit sie der Körper nutzen kann, müssen die Kohlenhydrate in mehreren Stufen zu Glukose abgebaut werden. An diesem Vorgang sind vor allem Speicheldrüsen, Magen und Dünndarm beteiligt. Für die vollständige Aufarbeitung, Speicherung und Verteilung der Glukose vor allem in der Leber bedarf es jedoch außerdem der Mitarbeit von Hormonen der Bauchspeicheldrüse und der Nebennieren.

Erhöhte Blutzucker-Werte (Hyperglykämie)

- Diabetes mellitus Typ 1
- Diabetes als Folge organischer Erkrankungen (etwa chronischer Bauchspeicheldrüsenentzündung, Pankreaskarzinom)
- Chronische Lebererkrankungen
- Erkrankungen der Nebennieren
- Mukoviszidose (angeborene Stoffwechselkrankheit)
- Hämochromatose (erbliche Eisenspeicherkrankheit).

Verminderte Blutzucker-Werte (Hypoglykämie)

- Schwerer Leberschaden, Alkoholismus
- Magen-, Darmerkrankungen
- Magersucht
- Tumor der Inselzellen (Insulinom).

Insulin

Gelangt aus der Nahrung Zucker ins Blut, kurbelt die Bauchspeicheldrüse (Seite 75) in ihren so genannten Inselzellen die Produktion von Insulin an. Dieses Hormon schleust die Glukosemoleküle aus der Blutbahn in die Zellen und senkt so den Blutzucker auf den normalen Wert. Wird dieser unterschritten, hebt das Hormon Glukagon aus der Bauchspeicheldrüse den Glukosespiegel wieder an, indem es Vorräte aus den Leberspeichern

INFO

REFERENZBEREICHE

Blutzucker (Glukose)
Nüchternwerte
- Normal: 60–99 mg/dl (3,3–5,5 mmol/l*)
- Diabetes mellitus: ≥ 126 mg/dl (7 mmol/l*)

im venösen Plasma von Erwachsenen; * = SI-Einheiten

Insulin/C-Peptid
12-Stunden-Nüchternwerte im Vollblut
- Insulin < 6 mU/l (43 pmol/l*)
- C-Peptid 0,7–2,0 µg/l (0,2–0,6 nmol/l*)

Referenzwerte abhängig vom Testverfahren; * = SI-Einheiten

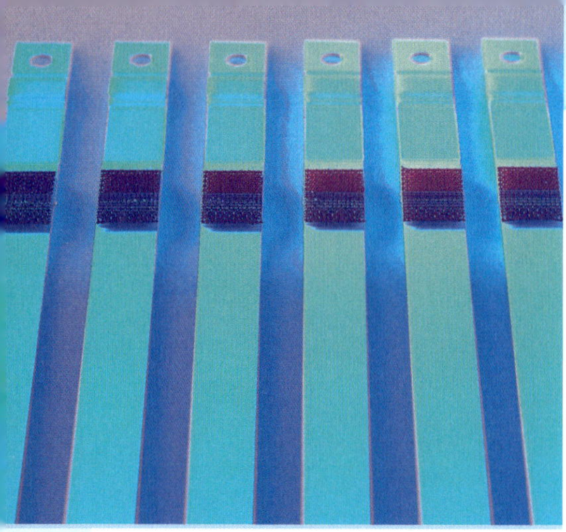

Blutzucker-Teststreifen sind vor allem zur Kontrolle des Diabetes wichtig.

(Glykogen) auflöst. Auch die Stresshormone Adrenalin und Kortisol aus der Nebennierenrinde erhöhen den Blutzucker.

Proinsulin und C-Peptid

Die Inselzellen der Bauchspeicheldrüse produzieren zuerst ein Insulin-Vorläufermolekül, das Proinsulin, aus dem dann das aktive Insulin und das so genannte C-Peptid (Connecting Peptid) entsteht. Wann immer ein Molekül Insulin ausgeschüttet wird, gelangt auch ein Molekül C-Peptid ins Blut. Da C-Peptid länger als Insulin im Blut verweilt (längere Halbwertszeit), ist seine Konzentration im Blut höher als die des Insulins. Es eignet sich daher besser als Insulin, die Leistung der Inselzellen zu überprüfen. Bei Tumoren der Inselzellen (Insulinomen), die unkontrolliert das Proinsulin bilden, sind die Blutwerte von Insulin- und C-Peptid erhöht. Wird Insulin gespritzt, sind die Insulin-, nicht aber die C-Peptid-Werte im Blut erhöht.

Erhöhte Insulin-/C-Peptid-Werte

- Gestörte Glukose-Toleranz
- Beginnender Diabetes mellitus Typ II
- Inselzelltumor (Insulinom)
- Übermäßige Kohlenhydratzufuhr
- Fettleibigkeit (Adipositas)
- Kortikosteroid-Therapie.

Verminderte Insulin-/C-Peptid-Werte

- Diabetes mellitus Typ I
- Fortgeschrittener Diabetes mellitus Typ II
- Entzündung der Bauchspeicheldrüse
- Morbus Addison (Nebennierenerkrankung)
- Hungerzustände.

Weitere Zuckertests

Oraler Glukose-Toleranztest (oGTT, Zucker-Belastungstest): Die Blutzuckerwerte werden nach 10- bis 16-stündiger Nahrungskarenz vor und zwei Stunden nach Einnahme einer Glukoselösung überprüft. Epidemiologische Studien zeigten, dass dieser Test früher als eine Messung des Nüchternblutzuckers die Entwicklung eines Diabetes mellitus erkennt.

Hämoglobin A1c (HbA1c): Diese Blutuntersuchung fragt das Blutzuckergedächtnis ab: War der Glukosespiegel in den zurückliegenden sechs bis acht Wochen hoch? Dann befinden sich im Blut viele mit Glukose verbundene Bluteiweiße, etwa das Hämoglobin A1c (HbA1c). Dessen Messwert gibt an, wie viel Prozent Hämoglobin durch den hohen Blutzucker »kandiert« wurde. Der Wert wird auch zur Kontrolle der Diabetes-Einstellung untersucht.

Erhöhte HbA1c-Werte

- Schlecht eingestellter Diabetes mellitus (Hinweis auf erhöhte Glukose-Werte innerhalb der vorangegangenen Wochen).

Verminderte HbA1c-Werte

- Hämolyse (Zerstörung von roten Blutkörperchen)
- Anämie (Blutarmut)
- Chronische Niereninsuffizienz (Urämie).

Glukose im Urin (Harnzucker): Bei Gesunden ist in der Regel keine Glukose im Urin nachweisbar. Übersteigt die Glukosekonzentration im Blut 150–180 mg/dl, wird Glukose durch die Nieren ausgeschieden (Überschreiten der Nierenschwelle), und Zucker ist im Urin nachweisbar (Glukosurie).

Erhöhte Glukose-Werte im Urin

- Diabetes mellitus Typ 1, Typ 2
- Nierenschädigung, renaler Diabetes.

Volkskrankheit Diabetes

Über fünf Millionen Deutsche leiden an Diabetes. Nach der von der American Diabetes Association (ADA) 1997 erarbeiteteten Klassifikation des Diabetes mellitus werden heute nur noch zwei Formen, der Diabetes mellitus Typ 1 und Diabetes mellitus Typ 2, unterschieden.

INFO

REFERENZBEREICHE

Oraler Glukose-Toleranztest (oGTT)

- Normal

Nüchternwert: < 100 mg/dl (5,6 mmol/l)
2-Stunden-Wert: < 140 mg/dl (7,8 mmol/l)

Gestörte Glukose-Toleranz

2-Stunden-Wert ≥ 140 und < 200 mg/dl (≥ 7,8 und < 11,1 mmol/l)

Diabetes mellitus

Nüchternwert: ≥ 126 mg/dl (7,0 mmol/l)
2-Stunden-Wert: ≥ 200 mg/dl (≥ 11,1 mmol/l) im Kapillarblut

Hämoglobin A1c (HbA1c)

- 4,4–6,4% (EDTA-Blut*)

Referenzwerte stark abhängig vom Testverfahren; * siehe Seite 19

Glukose im Urin (Harnzucker)

- ≤ 165 mg/l (0,92 mmol/l)

im Spontanurin; * = SI-Einheiten

- Harnteststreifen: negativ

Die Diagnose des Diabetes sollte ausschließlich anhand des Blutzuckerwertes gestellt werden.

Diabetes mellitus Typ 1

Typ 1A (autoimmune Form): Hierzu zählt jeder Diabetes, der durch einen absoluten **Insulinmangel** infolge einer Zerstörung der insulinbildenden Betazellen durch eine Autoimmunerkrankung entsteht. Er beginnt meist akut (in Tagen bis Wochen) und oft vor dem 25. Lebensjahr. Vielfach finden sich in der Familie weitere Zuckerkranke. Kennzeichnend sind Autoantikörper gegen Insulin und Inselzellen.
Typ 1B (idiopathische Form): Hier lassen sich weder Autoimmunphänomene noch andere bekannte Ursachen einer Inselzellschädigung nachweisen. Beide Formen des Typ-1-Diabetes sind lebenslang insulinpflichtig.

WICHTIG

WARNZEICHEN FÜR DIABETES

Sie sollten Ihr Diabetes-Risiko untersuchen lassen bei:

- Extremem Durst
- Häufigem Wasserlassen mit großen Urinmengen (Polyurie)
- Schlecht heilenden Wunden
- Verstärktem Juckreiz der Haut
- Häufigen Infektionskrankheiten
- Sehstörungen.

Wichtig sind regelmäßige Blutzuckerkontrollen alle ein bis zwei Jahre.

Diabetes mellitus Typ 2

Bei dem Typ-2-Diabetes besteht eine **Insulinresistenz** der Zellen. Die Zellen benötigen zur Erledigung ihrer normalen Aufgabe mehr Insulin als gesunde Zellen. Das bedeutet: Zu Beginn der Krankheit, wenn der Körper noch ausreichende Mengen des Hormons produziert, finden sich im Laborbefund erhöhte Insulin-Werte im Blut. Diabetes Typ 2 ist die häufigste Form der Zuckerkrankheit (75 %). Die Ursachen sind noch unklar. Fest steht aber: Mit zunehmendem Alter, Übergewicht und gleichzeitigem Bewegungsmangel steigt das Erkrankungsrisiko.

Andere Formen des Diabetes mellitus

Sie werden durch genetische Defekte, durch Erkrankungen des enzymproduzierenden Anteils der Bauchspeicheldrüse, durch Endokrinopathien (Krankheiten infolge von Hormonstörungen), verschiedene Medikamente und Chemikalien oder durch Virusinfektionen hervorgerufen.
Nach den neuen Kriterien soll die Diagnose des Diabetes mellitus Typ 1 und Typ 2 ausschließlich anhand des Nüchtern-Blutzuckerspiegels (Seite 55) gestellt werden. Die WHO schlägt allerdings weiterhin die Anwendung des Glukose-Toleranztests (Seite 56) bei Blutzucker-Werten im Grenzbereich vor.

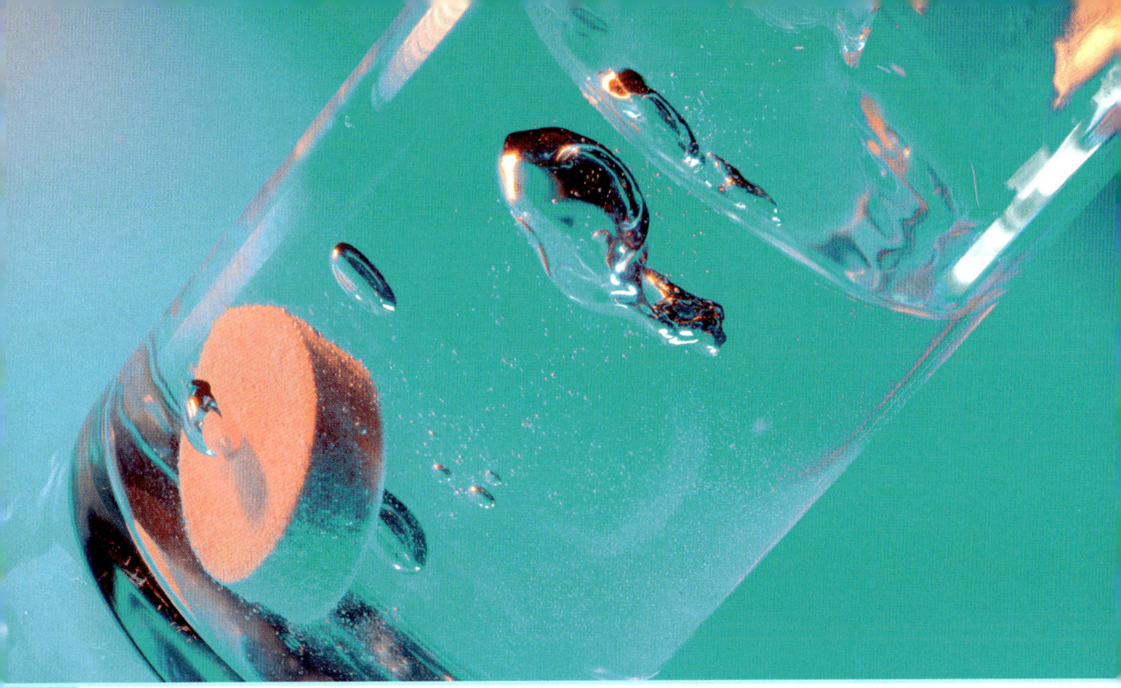

Mineralstoffe, Spurenelemente und Vitamine

Etwa fünf Prozent unseres Körpergewichts bestehen aus Mineralstoffen. Wären sie nicht vorhanden, hätten wir keine Zähne, Knochen oder Muskeln, und im Nervensystem herrschte Funkstille.
Spurenelemente machen nur ein hundertstel Prozent der Körpermasse aus und werden nur »in Spuren« benötigt. Trotzdem können sie lebenswichtig (essenziell) sein, etwa wenn ein Enzym nur mit ihrer Hilfe arbeiten kann.
Den Begriff »Vitamine« prägte 1912 der polnisch-amerikanische Biochemiker Casimir Funk als Kunstwort aus »Vita« (Leben) und »Amine« (Wirkstoffe mit hohem Stickstoffanteil). Viele chemische Vorgänge im Stoffwechsel laufen nur mit Hilfe dieser Stoffe ab.

Mineralstoffe

Für die ständigen Restaurierungsarbeiten im Körper braucht der Mensch täglich mehrere 100 Milligramm bestimmter Mineralstoffe. Die wichtigsten Mineralstoffe sind Natrium, Kalium, Chlorid, Kalzium, Magnesium und Phosphat. Ihre Salze nennt man auch Elektrolyte, weil sie im Körper als elektrisch geladene Teilchen vorkommen. Schweiß oder Durchfall, aber auch extremes Rauchen, Crash-Diäten und große Mengen von Kaffee können Mängel erzeugen.

Natrium (Na)

- Wichtig für: Flüssigkeits- und Säure-Basen-Haushalt, Nervenimpulse, Muskelaktivität, Verdauung, Lymphflüssigkeit
- Tagesbedarf: 550 Milligramm
- Nahrungsquellen: Kochsalz, Käse, Wurst, viele Mineralwässer, Algen
- Mangelsymptome: Kreislaufstörungen, niedriger Blutdruck, Stimmungsschwankungen.

Erhöhte Natrium-Werte

- Diabetes
- Dialyse (Blutreinigung durch technische Geräte nach Ausfall der Nieren)
- Starker Flüssigkeitsverlust.

Verminderte Natrium-Werte

- Schilddrüsenunterfunktion
- Medikamente wie Antidepressiva, Diuretika (Entwässerungsmittel), Blutfettsenker
- Rauchen
- Leberzirrhose
- Herz- und Niereninsuffizienz
- Entzündung der Bauchspeicheldrüse
- Fieber, Schwitzen.

Kalium (K)

- Wichtig für: Weiterleitung von Impulsen bei Muskeln, Nerven und Zellen, Flüssigkeitsregulation in den Zellen, Wachstum, Umwandlung von Zucker in Energie
- Tagesbedarf: etwa zwei Gramm
- Nahrungsquellen: Vollkornprodukte, Bananen, Aprikosen
- Mangelsymptome: Herzrhythmusstörungen, Kopfschmerzen, Muskelschwäche, Blähungen oder Verstopfungen.

Erhöhte Kalium-Werte (Hyperkaliämie)

- Erkrankungen von Nieren und Nebennierenrinde
- Zerstörung von roten Blutkörperchen
- Zerstörung von Muskelzellen
- Medikamente wie ACE-Hemmer (bei Herzinsuffizienz).

Verminderte Kalium-Werte (Hypokaliämie)

- Ausdauersport
- Magersucht
- Stress
- Antibiotika (wie Penicillin)
- Alkoholismus
- Diabetes
- Herzinfarkt
- Bronchialasthma
- Anhaltendes Schwitzen, Erbrechen oder chronischer Durchfall
- Dickdarmtumoren.

Chlorid (Cl)

- Wichtig für: Bildung von Magensäure, Flüssigkeits- und Säure-Basen-Haushalt, Gegenspieler von Natrium und Kalium
- Tagesbedarf: 830 Milligramm
- Nahrungsquellen: Kochsalz, Wurst, Fleisch
- Mangelsymptome: Verdauungsstörungen durch Mangel an Magensäure.

Erhöhte Chlorid-Werte

- Austrocknung (etwa bei Durchfall)
- Nierenerkrankungen
- Starker Kaffeekonsum.

Verminderte Chlorid-Werte

- Ateminsuffizienz
- Erbrechen
- Diuretika (Entwässerungsmittel)
- Übermäßiger Milchkonsum, vor allem bei Erwachsenen
- Tumoren, die das Hormon ACTH bilden
- Übermäßiger Verzehr von Lakritze.

Magnesium (Mg)

- Wichtig für: über 300 Enzyme des Kohlenhydratstoffwechsels, Zellmembranen, Zellatmung, Stressregulation, Nervensteuerung, Muskel- und Lungenfunktion
- Tagesbedarf: 310 bis 400 Milligramm
- Nahrungsquellen: Weizenkeime, Hirse, Sojabohnen, Nüsse, Hülsenfrüchte
- Mangelsymptome: Ateminsuffizienz (eventuell Asthma), Brustenge, Muskelschwäche, Migräne, Stimmungsschwankungen.

Erhöhte Magnesium-Werte

- Nierenversagen
- Magensäure-Hemmer.

Verminderte Magnesium-Werte

- Chemotherapie
- Antipilzmedikamente
- Darmerkrankungen
- Überfunktion der Schilddrüse
- Übermäßiger Alkoholkonsum
- Säurebindende Arzneimittel.

REFERENZBEREICH

INFO

Mineralstoffe

- Natrium 135–145 mmol/l
- Kalium 3,6–4,8 mmol/l
- Chlorid 95–105 mmol/l
- Magnesium 0,75–1,10 mmol/l
- Kalzium 2,15–2,58 mmol/l
- Phosphat 0,84–1,45 mmol/l

im Serum und Plasma von Erwachsenen.
Alle Werte in SI-Einheiten.

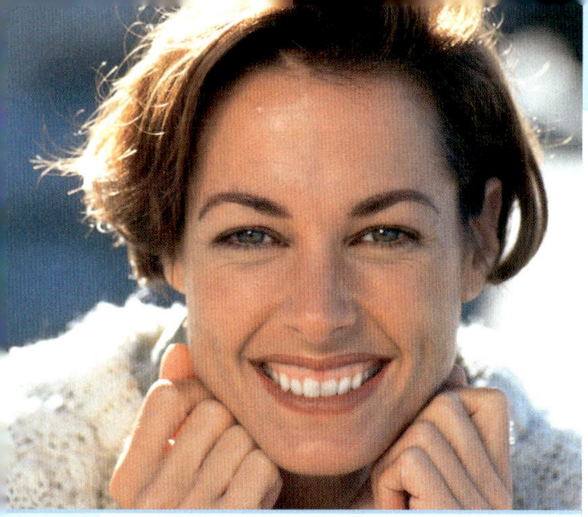

Gesunde Zähne dank Kalzium und Phosphat.

Kalzium (Ca)

- Wichtig für: Blutgerinnung, Knochen, Zähne, Muskelfunktion, Zellmembranen, Immunabwehr, Entgiftung
- Tagesbedarf: mind. 1 bis 1,2 Gramm
- Nahrungsquellen: Milchprodukte, Brokkoli, Haferflocken, Sardinen
- Mangelsymptome: Krämpfe, Müdigkeit, Parodontitis (Zahnfleischerkrankung), Knochenbrüche, Reizbarkeit, Magen-Darmstörungen.

Erhöhte Kalzium-Werte

- Tumoren mit Knochenmetastasen (Brust-, Lungen-, Bauchspeicheldrüsen-, Prostatakrebs)
- Überfunktion der Nebenschilddrüsen
- Nebenniereninsuffizienz
- Vitamin-A- oder -D-Überdosis.

Verminderte Kalzium-Werte

- Schwangerschaft
- Stillzeit
- Vitamin-D-Mangel
- Magen-Darm-Erkrankungen
- Unterfunktion der Nebenschilddrüsen
- Chronische Niereninsuffizienz
- Leberzirrhose
- Entzündung der Bauchspeicheldrüse
- Allergien
- Rauchen
- Kaffee.

Phosphat (P)

- Wichtig für: Energiestoffwechsel, Knochen, Zähne, Säure-Basen-Haushalt, Nierenfunktion, Nervenimpulse und Gehirn
- Tagesbedarf: etwa 700 Milligramm
- Nahrungsquellen: Käse, Hefe, Leber, Eier, Fleisch, Gemüse
- Mangelsymptome: Schwindelzustände, Muskelschwäche, Krämpfe, Knochenbrüchigkeit.

Erhöhte Phosphat-Werte

- Gestörte Nierenfunktion
- Unterfunktion der Nebenschilddrüsen
- Chemotherapie.

Verminderte Phosphat-Werte

- Vitamin-D-Mangel
- Überfunktion der Nebenschilddrüsen
- Alkoholismus
- Säurebindende Medikamente
- Operationen
- Leistungssport.

Spurenelemente

Zu unterscheiden sind lebenswichtige (essenzielle) Spurenelemente wie Eisen, Iod, Zink usw. von den den Organismus schädigenden (toxischen) Spurenelementen wie etwa Blei oder Quecksilber. Spurenelemente werden mit Trinkwasser, Nahrung und Atemluft aufgenommen. Ein Mangel entsteht manchmal durch Krankheiten, meist liegt er aber an dem schlechten Nährstoffgehalt unserer Lebensmittel.

Eisen (Fe)

Der Körper eines Erwachsenen enthält etwa vier bis fünf Gramm Eisen. Frauen verlieren durch jede Monatsblutung bis zu 28 Milligramm.

- Wichtig für: Sauerstofftransport im Blut (Seite 28), Muskel- und Enzymfunktionen, Immunsystem
- Tagesbedarf: 10 bis 15 Milligramm, Schwangere 30 Milligramm
- Nahrungsquellen: Fleisch, Fisch, Vollkorn, Leber, Feldsalat, Soja
- Mangelsymptome: Verstopfung, Immunschwäche, Mundwinkelrisse, Blässe, Müdigkeit, Wundheilungsstörungen, Schwindel.

Erhöhte Eisen-Werte

- Alkoholbedingte Leberzirrhose
- Virus-Hepatitis
- Überdosierung von Eisen
- Erkrankungen mit Blutfarbstoffüberladung (Hämochromatosen).

Verminderte Eisen-Werte

- Blutarmut (Anämie)
- Versteckte Blutungen (etwa in Magen oder Darm)
- Chronisch entzündliche Magen-Darm-Erkrankungen
- Starke Monatsblutungen
- Nierenerkrankungen
- Chronische Entzündungen
- Krebserkrankungen.

Bei abweichenden Eisenwerten im Blut wird der Arzt darüber hinaus Transferrin, Transferrin-Rezeptor und Ferritin untersuchen. Diese Eiweiße haben die Aufgabe, Eisen zu transportieren und zu speichern.

INFO

REFERENZBEREICH

Eisen

- Frauen: 23–134 µg/dl (4,1–24,0 µmol/l*)
- Männer: 35–168 µg/dl (6,3–30,1 µmol/l*)

in Serum und Plasma Erwachsener

* = SI-Einheiten

Iod (I) / Jod

- Wichtig für: Schilddrüsenhormone
- Tagesbedarf: 200 µg; Schwangere: 230 µg
- Nahrungsquellen: Meeresfisch
- Mangelsymptome: Kropf (Struma), Haarausfall, brüchige Nägel.

Zink (Zn)

- Wichtig für: Enzyme, Abwehr, Wundheilung, Kohlenhydratstoffwechsel, Entgiftung
- Tagesbedarf: 7 bis 10 Milligramm
- Nahrungsquellen: Rindfleisch, Kalbsleber, Austern, Vollkornprodukte
- Mangelsymptome: Infektanfälligkeit, Wachstums- und Fruchtbarkeitsstörungen, Akne.

Vollkornprodukte enthalten viele wichtige Spurenelemente.

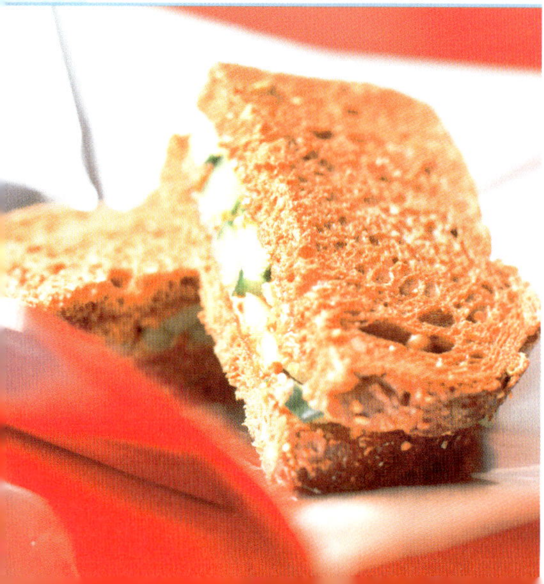

Mangan (Mn)

- Wichtig für: Kalziumeinbau in Knochen und Zähne, Sexualhormone, Zucker- und Fettstoffwechsel, Knorpelbildung
- Tagesbedarf: 2 bis 5 Milligramm
- Nahrungsquellen: Vollkornprodukte, Hafer, Bananen, Nüsse, Spinat
- Mangelsymptome: Störungen der Fruchtbarkeit.

Chrom (Cr)

- Wichtig für: Zucker-, Fett- und Eiweißstoffwechsel, Insulinwirkung
- Tagesbedarf: 30 bis 100 Mikrogramm
- Nahrungsquellen: Bierhefe, Kakao, Schwarztee, Vollkornprodukte
- Mangelsymptome: Verdauungsprobleme.

Selen (Se)

- Wichtig für: Immunsystem, Entgiftung, Schilddrüse, Fruchtbarkeit, Schutz vor Krebs
- Tagesbedarf: 30 bis 70 Mikrogramm
- Nahrungsquellen: Fisch, Fleisch, Milch, Hülsenfrüchte, Vollkornprodukte
- Mangelsymptome: Nieren- und Herzschwäche, Krebs, Hauterkrankungen, Leberzirrhose.

Vitamine

Anders als viele Tiere kann der Mensch die meisten Vitamine nicht selbst herstellen: Er muss sie über die Nahrung zuführen. Ausnahmen sind das Vitamin D (es wird unter Einfluss von Sonnenlicht im Körper gebildet) sowie das Vitamin K und einige B-Vitamine (sie werden auch von Darmbakterien produziert).

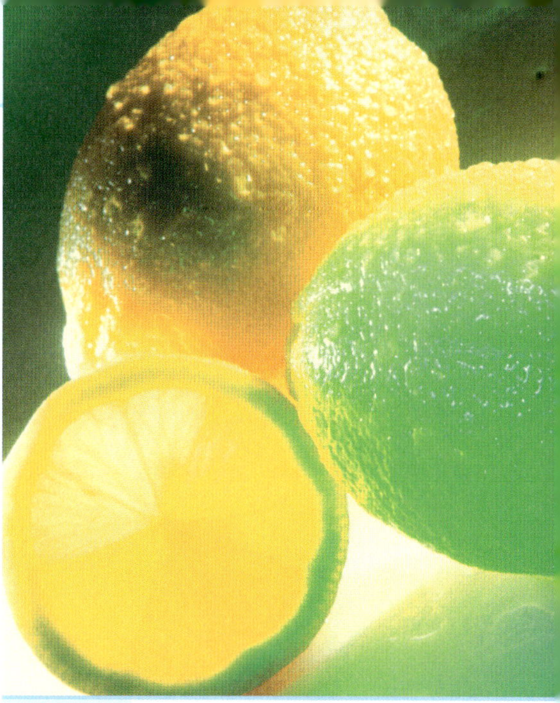

Zitrusfrüchte sind reich an Vitamin C, dessen Tagesbedarf beim Menschen 100 Milligramm beträgt.

Ist Überdosierung möglich?

Man unterscheidet fett- und wasserlösliche Vitamine. Zu den fettlöslichen gehören die Vitamine A, D, E und K. Sie gelangen nur mit Hilfe von Fett und Gallensäure aus dem Dünndarm ins Blut und können lange Zeit in Zellen gespeichert bleiben. Bei diesen Vitaminen kann eine Überdosierung durch Vitamintabletten gefährlich werden und Organe und Nerven schädigen. Von den wasserlöslichen Vitaminen (dazu gehören die B-Vitamine, die Vitamin-A-Vorstufe Betakarotin und Vitamin C) scheidet der Körper nicht benötigte Mengen wieder aus. Ausnahme ist das »Blutbildungs«-Vitamin B_{12}, es wird etwa ein Jahr lang in der Leber gespeichert.
Einige Faktoren können einen Vitaminmangel verursachen. Chronische Störungen in Magen und Dünndarm, Lebererkrankungen, Diabetes, Antibiotikatherapien, Schwangerschaft, Rauchen, Alkoholismus und Crash-Diäten seien hier etwa genannt.

Chemische Bezeichnung

Neben der Bezeichnung mit Buchstaben sind seit der Aufklärung der chemischen Struktur der Vitamine auch die Namen ihrer Wirksubstanzen gebräuchlich.
Auf den folgenden beiden Doppelseiten erfahren Sie, welche Vitamine für welche Körperfunktionen wichtig sind, durch welche Nahrungsmittel sie gedeckt werden können, welche Symptome bei Unter- oder Überdosierung auftreten und wann es ratsam ist, anhand einer Blutuntersuchung den Vitaminhaushalt Ihres Körpers checken zu lassen.

EINIGE VITAMINE IM ÜBERBLICK

	Vitamin A (Retinol), fettlöslich	Vitamin D (Calciferol, Calcitriol), fettlöslich
Tagesbedarf	0,8 – 1,0 mg	5 µg, ab 65 Jahren: 10 µq
Wichtig für	Schleimhaut, Haut, Augen, Verdauung, Knochen, Zähne, Schutz von Zellen, Immunabwehr, Hormonproduktion	Knochenstoffwechel, Nervensystem, Kalziumaufnahme aus dem Darm
Nahrungsquellen	Lebertran, Milch, Fleisch, Grünkohl, Eier, Paprika	Sardinen, Seefisch, Lebertran, Eier, Avocados, Käse, Milch; außerdem Sonnenlicht
Symptome bei Mangel	Nachtblindheit, Bindehautentzündung, Magen-Darm-Schleimhaut-Enzündung, Infekte	Knochenbrüchigkeit, eiternde Zähne, weiche Fingernägel, Wachstumsstörungen, Rachitis
Symptome bei Überdosierung	Kopfschmerzen, Haarausfall, Gelenkschmerzen, Müdigkeit, Erbrechen	Nierensteine, Arteriosklerose, Kopfschmerzen, Verstopfung
Wann ist ein Blutcheck ratsam?	Bei Lichtempfindlichkeit, unklaren Entzündungen von Magen- und Darmschleimhaut und der Bauchspeicheldrüse, Lebererkrankungen	Bei Osteoporoseverdacht, Lebererkrankungen, Darmentzündungen, Nierenschäden, Nagelwachstumsstörungen, zu hohem Kalziumspiegel im Blut
Referenzbereich in SI-Einheiten	2,0 – 4,0 µmol/l in Serum und Plasma von Erwachsenen	75 – 200 pmol/l (1,25-Dihydroxy-Vitamin D_3) im Serum von Erwachsenen
Verminderte/ erhöhte Werte	Zöliakie (Allergie gegen Getreide-Eiweiß), Rauchen, Darmerkrankungen, Mangel an Gallensäure, Lebererkrankungen, Störungen der Bauchspeicheldrüse, Schwangerschaft, Stillen	Magen-Darm-Erkrankungen, Dialyse, Schilddrüsenüberfunktion, Nierenerkrankungen, Cadmiumvergiftung, Lichtmangel, Medikamente (etwa Schlafmittel)

Vitamin E (Tocopherol), fettlöslich	Vitamin K (Phyllochinon), fettlöslich	Vitamin C (L-Ascorbinsäure), wasserlöslich
12–14 mg	60 – 80 µq	100 mg, Schwangere: 110 mg
Blutgefäße, Krebsschutz, Entgiftung, Immunsystem, Fettstoffwechsel, Bindegewebe, Gallenblase, Bauchspeicheldrüse, Rheumatiker	Blutgerinnung, Knochenaufbau, Wundheilung	Bindegewebe, Immunabwehr, Stresshormone, Eisenaufnahme, Zahnfleisch, Botenstoffe der Nerven, Schutz von Zellen, Energie, Wundheilung, Fettstoffwechsel, Entgiftung
Olivenöl, Weizenkeime, Walnüsse, Leinsamen, Avocados	Huhn, Leber, Kichererbsen, Kopfsalat, Kohlsorten, Spinat	Johannisbeeren, Grünkohl, Paprika, Zitrusfrüchte
Müdigkeit, Anämie, Muselschwäche, Störungen der Wundheilung	Neigung zu Blutungen, schlecht heilende Wunden, Müdigkeit, Darmstörungen	Zahnbetterkrankungen (Parodontitis), Zellulitis, Mattigkeit, Infektanfälligkeit, Störungen der Wundheilung
Störung bei der Aufnahme von Vitamin D, Vitamin K und Magnesium	Bei therapeutischer Überdosierung Anämie möglich	Nicht bekannt
Bei Fettstoffwechselstörungen, Beschwerden in den Wechseljahren, Rheuma, Zöliakie, zystische Fibrose, Leberzirrhose	Bei Blutgerinnungsstörungen, schwerer Anämie, Gallen- und Lebererkrankungen	Bei Zahnbetterkrankungen, häufigen Infekten, schlechter Wundheilung, Darmerkrankungen, Diabetes (Diabetiker haben einen erhöhten Vitamin-C-Bedarf)
12,0 – 42,0 µmol/l (Alpha-Tocopherol) im Plasma von Erwachsenen	0,29 – 2,64 nmol/l im Serum von Erwachsenen	34 – 114 µmol/l im Venenblut von Erwachsenen
Lebererkrankungen, Fettverdauungsstörungen, Mangelernährung, Zöliakie	Zöliakie, Bauchspeicheldrüsenerkrankungen, Störungen der Gallensekretion, Antibiotikatherapie	Magen-, Darm-, Lebererkrankungen, Entzündungen, Rheumatische Erkrankungen, Tumoren, Acetylsalicylsäure (ASS), Östrogene, Rauchen, Alkohol, Schwangerschaft, Stillen

EINIGE VITAMINE IM ÜBERBLICK

	Vitamin B_1 (Thiamin), wasserlöslich	Niacin, wasserlöslich
Tagesbedarf	1–1,4 mg	13–17 mg
Wichtig für	Nervenerregung, Muskeln, Kohlenhydratstoffwechsel, Magen und Darm, Schlaf, Enzyme	Enzyme des Zucker- und Fettstoffwechsels, Unterdrückung allergischer Reaktionen
Nahrungsquellen	Vollkornprodukte, Hülsenfrüchte, Hefe, Leber, Mais	Mageres Fleisch, Geflügel, Fisch, Gemüse, Weizenkeime
Symptome bei Mangel	Kopfschmerzen, Depressionen, Wadenkrämpfe, Mattigkeit, Magen-Darm-Störungen, Nervenstörungen, Lähmungen, Muskelschmerzen, Herzjagen	Braune Hautverfärbung nach Sonnenbestrahlung, Entzündungen des Verdauungsweges, blutige Durchfälle, Sehstörungen, Schlaflosigkeit (Pellagra)
Symptome bei Überdosierung	Unruhe, Schlaflosigkeit	Durchfall, Erbrechen, Hautrötung, Hitzegefühl, verringerte Glukose-Toleranz
Wann ist ein Blutcheck ratsam?	Alkoholkrankheit, Konzentrationsschwäche, Magersucht, Magen-Darm-Störungen, Schwangerschaft	Hautveränderungen, Sehstörungen, Entzündungen des Verdauungstrakts
Referenzbereich in SI-Einheiten	71 – 185 nmol/l im Vollblut von Erwachsenen	Ausscheidung im Urin: 17,5 – 46,7 µmol/Tag
Verminderte/ erhöhte Werte	Magen-Darm-Erkrankungen, Alkoholismus, Fehlernährung, Kaffee, Tee, Erkrankungen von Galle, Leber und Bauchspeicheldrüse, Schwangerschaft, Stillen. Leukämie, Lymphknotenkrebs	Alkoholismus, Leberzirrhose, Krebs, Diabetes mellitus, chronische Durchfälle, Schilddrüsenerkrankungen, Antibiotikatherapie

Vitamin B_6 (Pyridoxin), wasserlöslich	Vitamin B_{12} (Cobalamin), wasserlöslich	Folsäure, wasserlöslich
1,2 – 1,6 mg	3 µg, Schwangere: 3,5 µg	400 µg, Schwangere: 600 µg
Eiweiß- und Fettstoffwechsel, Immunsystem, Hormone, Botenstoffe der Nerven (Serotonin), Hämoglobinbildung	Erbgut, Blutbildung, Nervensystem, Enzyme, Energie, Fett- und Kohlenhydratstoffwechsel, Funktion von Nervenzellen	Blutbildung, Erbsubstanz in den Zellen, Hormone, Darmschleimhaut, Magen
Lachs, Sojabohnen, Vollkorn, Hülsenfrüchte, Eier, Kalbfleisch	Überwiegend in tierischen Produkten: Fleisch, Leber, Fisch, Milchprodukte, Eier; auch in Feldsalat	Weizenkeime, Soja, Spinat, Fleisch, Eigelb, Milchprodukte
Depressionen, Migräne, Prämenstruelles Syndrom, Hautentzündung (Dermatitis), Infektanfälligkeit, Nervenentzündung	Schwäche, Anämie, Depressionen, Taubheitsgefühle, Entzündungen im Mundraum, neurologische Symptome, Störungen beim Gehen	Schwäche, Blässe, rissige Mundwinkel, Verdauungsstörungen, Schwangerschaftskomplikationen
Nervenschädigung (Kribbeln, Schmerzen in Armen und Beinen)	Kopfschmerzen, Übelkeit	Störungen von Schlaf und Verdauung, Allergien
Bei Osteoporoseverdacht, Lebererkrankungen, Darmentzündungen, Nierenschäden, Nagelwachstumsstörungen	Bei Blässe, Mattigkeit, Durchfällen, häufigen Mundinfektionen	Bei Blutarmut, Schwangerschaft, Störung der Wundheilung
> 20 nmol/l (Pyridoxal-5-Phosphat) im Serum von Erwachsenen	156 – 672 pmol/l in Serum und Plasma von Erwachsenen	4,5 – 20,6 nmol/l in Serum und Plasma von Erwachsenen
Erbliche Eiweißstoffwechsel-Krankheiten (wie Homocysteinurie), Antibabypille, Alkoholismus, chronische Magen-Darmentzündungen	Blutarmut, Gastritis, Dünndarmerkrankungen, Magenkrebs, Ernährung ohne tierische Produkte (bei Veganern), Alkohol, Zöliakie	Blutarmut (Anämie), Hormone (Antibabypille), Tumoren, Leber-, Magen- und Darmerkrankungen, Infektionen, Alkoholismus, chronische Magen- und Darm-Erkrankungen, Zöliakie

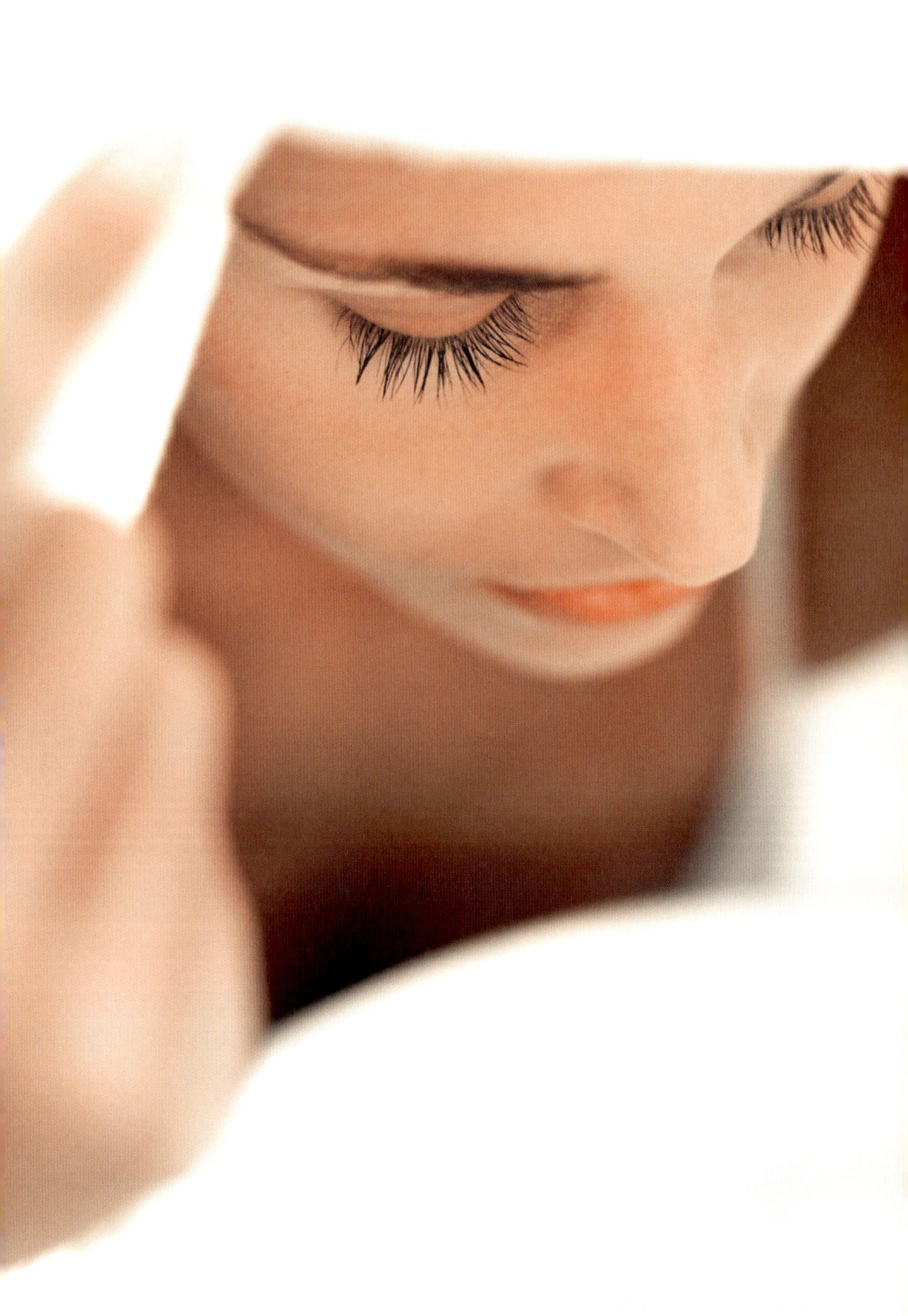

Störungen im Körper

Den Ursachen vieler Beschwerden ist nicht ganz leicht auf die Spur zu kommen. Das liegt manchmal daran, dass die Störung nicht dort ist, wo sie sich äußert. Um das Problem einzukreisen, wird der Arzt erste Blutuntersuchungen veranlassen. Hat er dann ein bestimmtes Organ in Verdacht, helfen weitere Untersuchungen von Blut oder Geweben, die Ursache der Beschwerden endgültig zu entlarven und den Heilungsprozess zu verfolgen.

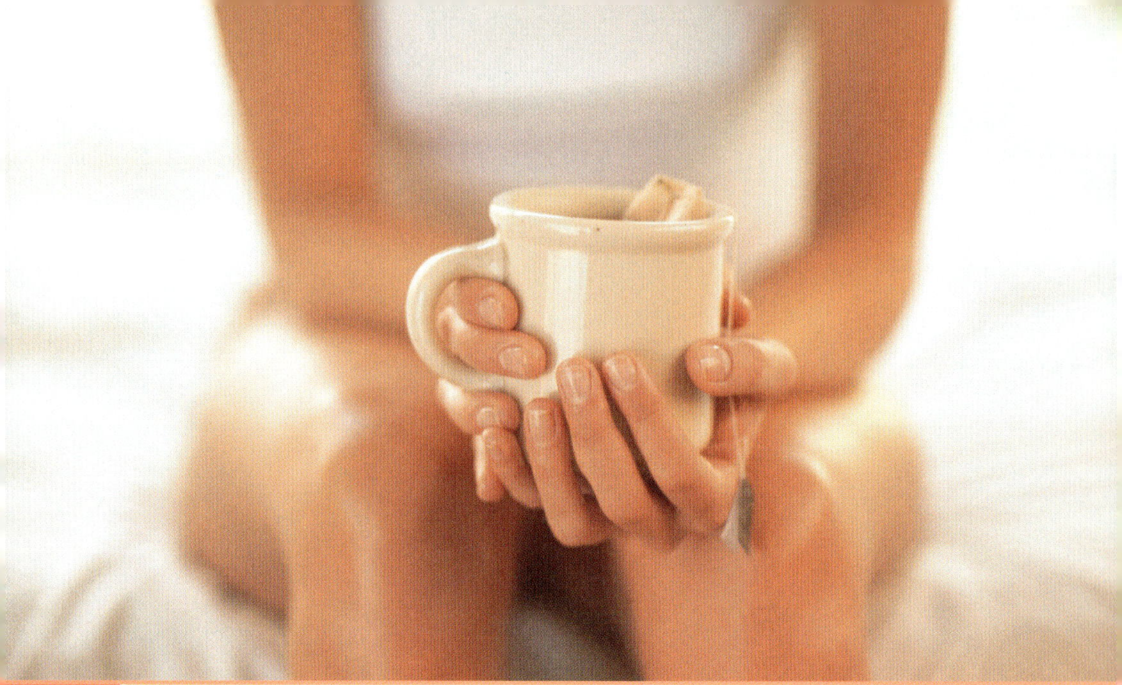

Magen

Viele Menschen haben ernsthafte Probleme mit dem Magen. Die Ursachen sind vielfältig, weil zahlreiche Auslöser – wie Stress, Ärger, Allergien, Viren und Bakterien – und diverse Stationen des Körpers dabei eine Rolle spielen können.

Gehirn: Magen und Gehirn sind über Nervenbahnen verbunden. Das Gehirn schickt auf diese Weise Aufträge an den Magen, sodass sich etwa beim Essen Muskeln an Mageneingang, Magenausgang und Magenwand zusammenziehen und den Nahrungsbrei zerkneten.

Schleimhautdrüsen: Die Drüsen der Magenschleimhaut produzieren täglich bis zu drei Liter Magensaft, der Verdauungsenzyme und Salzsäure enthält.

Seh- und Geruchsnerven: Allein schon der Geruch oder der Anblick einer Lieblingsspeise aktiviert das Verdauungshormon Gastrin (Seite 74) und die Salzsäureproduktion im Magen.

Spezielle Schleimhautzellen: Eine sechs Millimeter dicke Schutzschicht »imprägniert« und schützt die Magenwand vor der ätzenden Salzsäure.

Signale des Körpers

Schon bei den ersten Alarmsignalen sollten Sie einen Arzt aufsuchen:

- Wenn Sie ständiges Sodbrennen (saures Aufstoßen) haben: Dahinter kann eine Speiseröhrenentzündung stecken.
- Wenn der Stuhl pechschwarz ist (Seite 80), kann das eventuell auf Blutungen aus dem Magen hindeuten.
- Bei starker Gewichtsabnahme, Unverträglichkeit von Speisen und Schluckbeschwerden kann im schlimmsten Fall ein Karzinom die Ursache sein.
- Bei starkem Magenbrennen oder Krämpfen nach dem Essen: Mögliche Ursachen sind Magenschleimhautentzündungen (Gastritis) oder ein Geschwür.
- Bei häufiger Übelkeit, Erbrechen oder sogar Bluterbrechen sind möglicherweise Geschwüre die Auslöser.

Gastroskopie (Magenspiegelung)

Bei Oberbauchbeschwerden wird der Arzt eine Gastroskopie empfehlen: Dabei wird ein bleistiftdicker Schlauch (Endoskop) durch Mund und Rachen in den Magen geschoben. An seinem Ende befinden sich eine Lampe, eine Kamera und eine Minizange, um kleine Gewebeproben abzuzwicken. Die Proben werden im Labor auf Zellveränderungen (Krebs) und Bakterien oder Viren untersucht.

Gastritis

Bei der Gastritis, der Entzündung der Magenschleimhaut, werden drei Formen unterschieden:

Die Typ-A-Gastritis (5 %) ist eine meist chronische Autoimmunkrankheit, bei der sich eigene Antikörper gegen ein Enzym der salzsäurebildenden Magenzellen (Parietalzellen) und gegen den so genannten Intrinsic-Faktor richten. Der Intrinsic-Faktor schleust das für die Blutbildung wichtige Vitamin B_{12} aus der Nahrung durch die Darmwand. Fehlt er, kommt es zur Anämie (perniziöse Anämie). Durch den Verlust der salzsäureproduzierenden Zellen ist die Verdauung der Nahrung gestört, da die Verdauungsenzyme nur im sauren Bereich wirken.

Die Typ-B-Gastritis (80 %) ist eine infektiöse, durch das Bakterium Helicobacter pylori (Seite 74) verursachte Entzündung. Diese Art Entzündung kann akut und chronisch ablaufen.

Die Typ-C-Gastritis (10 %) wird durch Gallerückfluss in den Magen (Refluxgastritis) verursacht.

Bei allen drei Formen sind die Beschwerden häufig unspezifisch und reichen von Blähungen, Verstopfungen, Durchfällen oder Übelkeit bis zu Bluterbrechen und »Teerstühlen« (schwarzrot gefärbte Stühle, Seite 80). Magenspiegelung, Atemtest, Blut- und Stuhluntersuchungen sichern die ärztliche Diagnose.

Helicobacter-Diagnostik

Urheber von 95% aller Zwölffingerdarmgeschwüre und von drei Vierteln aller Magengeschwüre ist das Bakterium Helicobacter pylori. Es überlebt die Salzsäure des Magens und gilt laut Weltgesundheitsbehörde (WHO) auch als Verursacher bestimmter Magenkrebsformen. Vier Tests entlarven den Erreger:

- Der Urease-Schnelltest (HUT) mit Gewebeproben aus der Magenschleimhaut.
- Nachweis des Keimes in einer Stuhlprobe mit immunologischen oder molekulargenetischen Methoden; auch zur Kontrolle der mit drei verschiedenen Antibiotika durchgeführten Triple-Therapie.
- Nachweis von Antikörpern gegen den Keim im Blut.
- Mit dem ^{13}C-Atemtest werden nach Trinken einer Harnstofflösung durch den Keim produzierte Harnstoffspaltprodukte (^{13}C) in der Atemluft nachgewiesen.

INFO

REFERENZBEREICH

Gastrin
Nüchtern-Wert: <40–210 pg/ml (20–100 pmol/l) im Serum und Plasma; Referenzwerte abhängig von der Testmethode; als gesund gilt ein Wert <60 pg/ml (30 pmol/l)

Gastrin

Das Hormon Gastrin stimuliert die Sekretion von Salzsäure in den Magen nach Nahrungsaufnahme. Es wird in den G-Zellen im unteren Magenteil (Antrum), aber auch in anderen Regionen des Magendarmtrakts gebildet.
Die Gastrinsekretion unterliegt sehr stark dem Einfluss der Säurekonzentration im Magensaft. Fasten und vermehrte Säuresekretion hemmen, eine niedere Säurekonzentration stimuliert die Gastrinsekretion.
Gastrinproduzierende Tumoren (Zollinger-Ellison-Syndrom) führen zu einer ungebremsten Salzsäuresekretion und damit zu immer wiederkehrenden Magen- und Zwölffingerdarmgeschwüren.

Erhöhte Gastrin-Werte

- Zollinger-Ellison-Syndrom (Gastrinom, autonome Gastrinbildung)
- Gastrinzellhyperplasie oder -hyperfunktion (Vermehrung der gastrinproduzierenden Zellen)
- Chronische atrophische Gastritis (Typ A) mit und ohne perniziöse Anämie (Salzsäuremangel)
- Gastrinbildendes Ovarialkarzinom (Karzinom am Eierstock)
- Phäochromozytom (Tumor im Nebennierenmark)
- Niereninsuffizienz
- Magensäurehemmende Medikamente.

Bauchspeicheldrüse (Pankreas)

Die etwa 60 bis 100 Gramm schwere, zwischen Magen und Wirbelsäule versteckt gelegene Bauchspeicheldrüse produziert in ihren Inselzellen (etwa 5 % der Zellen des Organs) Hormone wie die Zuckerhormone Glukagon und Insulin, das Somatostatin, welches Wachstum und Ausschüttung von Bauchspeichel und Magensaft beeinflusst, und das pankreatische Polypeptid, welches die Darmbewegungen sowie den Galle- und Bauchspeichelfluss hemmt.

Die restlichen 90 % Drüsenzellen liefern täglich 1,5 Liter Bauchspeichel, der durch den gemeinsamen mit dem Gallengang in den Zwölffingerdarm mündenden Pankreasgang in den Darm abgegeben wird. Er enthält Enzyme, welche die mit der Nahrung aufgenommenen Eiweiße, Fette und Stärken (Kohlenhydrate) in kleine Untereinheiten zerlegen, die dann durch die Dünndarmwand in das Blut geschleust werden.

Wird diese Enzymfabrik geschädigt, sei es mechanisch durch verklemmte Gallensteine in dem gemeinsamen Ausführungsgang oder durch gangverlegende Tumoren, sei es durch Schädigung der Drüsenzellen durch Chemikalien, chronischen übermäßigen Alkoholgenuss oder Virusinfektionen, dann staut sich enzymhaltiger Bauchspeichel auf und tritt in die Blutbahn über. Die Enzymkonzentration im Blut (später auch im Urin) steigt an. Es kommt zu einer aktuen Bauchspeichelentzündung (Pankreatitis) mit alarmierenden Zeichen wie starken, in den Rücken ausstrahlenden Bauchschmerzen unterhalb des Brustbeins, bei hart angespannter Bauchdecke.

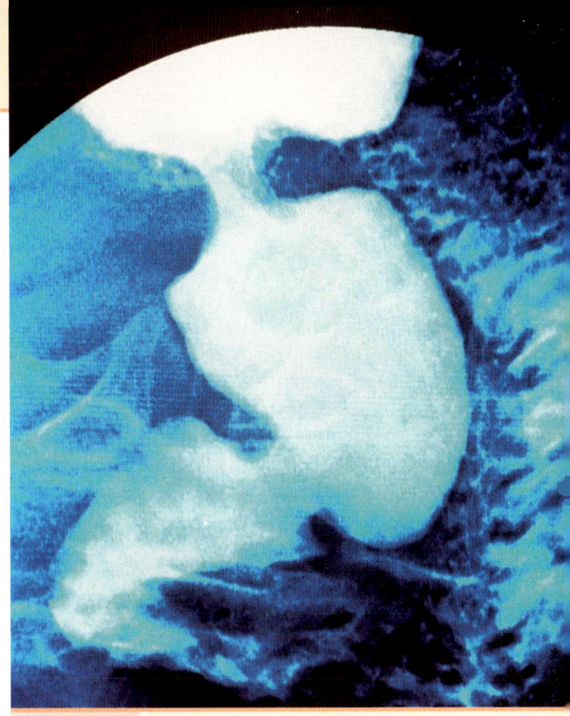

Röntgenaufnahme des Magens. Durch das Kontrastmittel erscheint er auf dem Bild weiß.

Verläuft die Entzündung langsam, das heißt über Monate oder Jahre (chronische Pankreatitis), gehen die enzymproduzierenden Drüsenzellen verloren und der Bauchspeichelfluss versiegt. Es kommt zu Verdauungsstörungen, Fettstühlen, Blähungen.

Labortests bringen Klarheit über akute und chronische Entzündungen:

Lipase

Das Enzym Pankreas-Lipase spaltet von Fetten (Lipiden) Fettsäuren ab, die dann durch die Dünndarmwand in die Lymphe transportiert werden. Bei einer akuten Entzündung der Bauchspeicheldrüse (Pankreatitis) steigen die Lipase-Werte schon fünf bis sechs Stunden nach den ersten Beschwerden im Blut an.

Alpha-Amylase

Amylasen sind Enzyme, die von der Bauchspeichel- und Mundspeicheldrüse produziert werden. Sie zerlegen die mit der Nahrung aufgenommene Stärke in Malzzucker, der später in der Darmwand durch weitere Enzyme in Glukose zerlegt wird. Vor allem bei der akuten Pankreatitis kommt es fünf bis zwölf Stunden nach Beginn der Beschwerden zu erhöhten Werten in Blut und Urin.

INFO

REFERENZBEREICHE

Lipase*
- Erwachsene: 8–57 U/l
- Kinder: (1–9 J.) 5–31 U/l,
  (10–18 J.) 7–39 U/l

in Serum und Plasma
* Werte variieren je nach Test

Alpha-Amylase*
- Serum: 31–107 U/l
- Urin: ≤ 460 U/l

* Werte variieren je nach Test

Pankreaselastase-1
- 175–2500 µg/g Stuhl (Normalwert)
- 100 bis < 175 µg/g Stuhl (leichte bis mittelschwere Pankreasinsuffizienz)

Erhöhte Lipase- und Amylase-Werte

- Akute Pankreatitis, akuter Schub bei chronischer Pankreatitis
- Begleitpankreatitis bei Durchbruch eines Magen- oder Zwölffingerdarmgeschwürs, bei Gallenblasenentzündung oder Pankreaskarzinom
- Schwere dialysepflichtige Nierenerkrankungen (Retention im Blut)
- Bei der Amylasebestimmung kann je nach Testmethode auch die Amylase aus der Ohrspeicheldrüse mit gemessen werden, sodass erhöhte Werte auch bei Mumps, Speichelsteinen usw. auftreten können.

Pankreaselastase-1

Die Pankreaselastase, ein eiweißspaltendes Enzym, wird mit dem Bauchspeichel in die Dünndarmwand ausgeschieden. Werden die bauchspeichelbildenden Zellen bei einer chronischen Pankreatitis, Mukoviszidose oder anderen Erkrankungen geschädigt, werden weniger Enzyme in den Darm abgegeben. Untersucht wird der Wert bei unklaren Oberbauchschmerzen und Verdauungsbeschwerden.

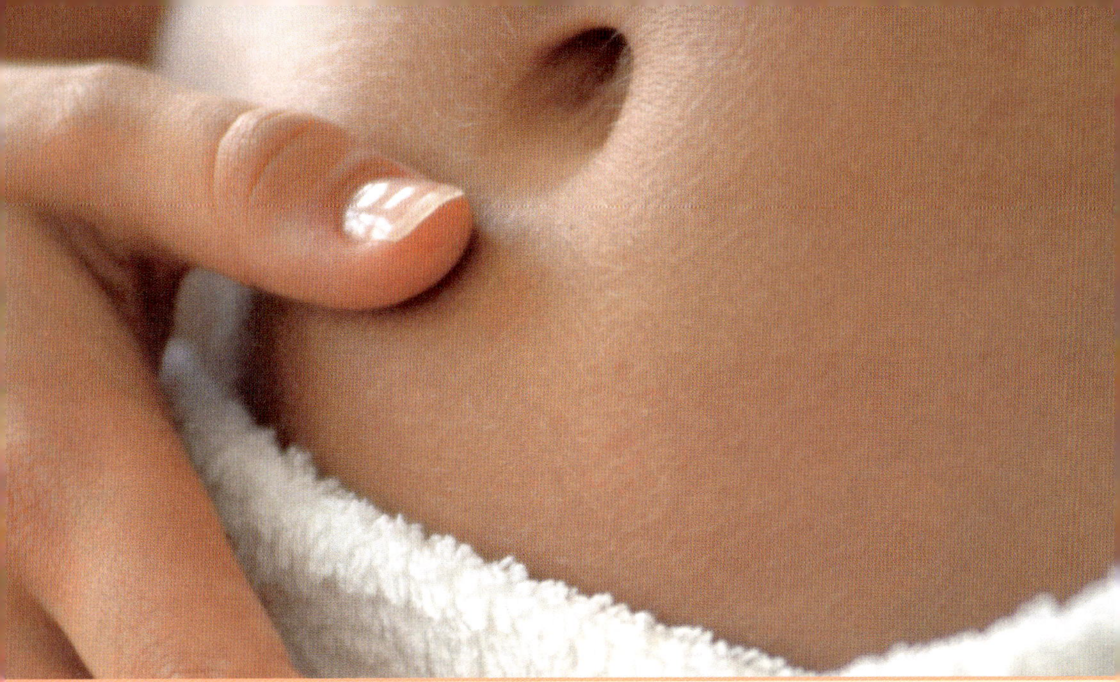

Darm

Mit rund 300 Quadratmetern Fläche ist der Darm unser größtes Organ – und eine komplizierte »Wohngemeinschaft« aus den verschiedensten Zellen und Bakterien. Den Darm bewachen rund 80 % der Immunzellen des Körpers. Sie entscheiden über die Ausweisung »feindlicher Einwanderer« (etwa Viren) und über das Bleiberecht für harmlose Bakterien. 100 Millionen Nervenzellen (das »enterale Nervensystem«) melden jeden Alarm zum Gehirn. Zusätzlich sorgen eine Billion gutartiger Bakterien aus 400 verschiedenen Familien – die Darmflora – dafür, dass auch der letzte Speiserest verwertet wird. Einige dieser Bakterien produzieren für uns die Vitamine B und K. Nach ihren Aufgaben unterscheidet man verschiedene Abschnitte des Darms:

- Der bis zu fünf Meter lange Dünndarm schleust die vom Magen aufbereiteten und zerkleinerten Nährstoffe ins Blut. Zum Dünndarm gehören die Abschnitte Zwölffingerdarm (Duodenum), Leerdarm (Jejunum) und Krummdarm (Ileum).
- In dem etwa 1,8 Meter langen Dickdarm werden Nahrungsreste von den Darmbakterien abgebaut. Der verbleiben-

de Brei wird eingedickt und ausgeschieden. Zum Dickdarm gehören der Blinddarm (Caecum), der Grimmdarm (Colon) und der Mastdarm (Rectum).

Alarm im Darm

Verstopfung (Obstipation): Die Ursachen reichen von falscher Ernährung, Eisenmangel, Unterfunktion der Schilddrüse bis hin zu Krebs.
Durchfall (Diarrhö): Kann akut durch Bakterien und Viren ausgelöst werden. Chronische Durchfälle haben oft Infektionen mit Parasiten, Lebererkrankungen, Dünndarmentzündungen oder eine gestörte Darmflora als Ursache.
Blähungen: Mögliche Auslöser sind unter anderem Stress, Nahrungsmittelunverträglichkeit, chronische Darmentzündung, Leber- und Bauchspeicheldrüsenerkrankungen, Darmverschluss.
Brennen im Oberbauch: Tritt oft bei Hunger auf und deutet auf eine Entzündung des Zwölffingerdarms hin.

Was Blut und Atem verraten

Blähungen, Bauchkrämpfe, Durchfälle – eine Reihe von Störungen hat ihre Ursache im Dünndarm, wo Milch- und Fruchtzucker mit Hilfe spezieller Enzyme abgebaut und in das Blut aufgenommen werden. Schwächelt eines dieser Enzyme oder fehlt es gar ganz, treten Verdauungsprobleme wie Laktose- oder Fruktose-Intoleranz auf. Meiden die Betroffenen die entsprechenden Lebensmittel, verschwinden die Beschwerden meist wieder vollständig.

Laktose-Intoleranz

Laktose (Milchzucker) wird durch das Enzym Laktase in der Dünndarmschleimhaut in verdauliche Glukose- und Galaktose gespalten. Ein erblicher oder durch Darmschleimhautentzündungen erworbener Laktasemangel kann mit dem **Laktose-Toleranztest** im Labor nachgewiesen werden:

- Der Patient trinkt 50 Gramm gelösten Milchzucker, zwei Stunden lang werden alle 30 Minuten die Glukose-Werte im Blut bestimmt. Je niedriger der Glukose-Wert, desto geringer die Laktase-Aktivität.

Eine bessere Aussagekraft hat der **Laktose-H_2-Atemtest:**

- Nach Einnahme einer Laktoselösung tritt der im Dünndarm nicht verdaute Milchzucker in den Dickarm über. Dort setzen Darmbakterien aus der Laktose Wasserstoff (H_2) frei. Er gelangt durch die Darmwand in das Blut, wird durch die Lunge ausgeatmet und mit einem speziellen Atemtestgerät gemessen. Je mehr Wasserstoff ausgeatmet wird, desto mehr Milchzucker ist in den Dickdarm übergetreten, desto weniger wurde demnach im Dünndarm enzymatisch gespalten und desto größer ist der Laktasemangel in der Darmwand.

Fruktose-Intoleranz

Es werden drei Formen der Fruktose-Intoleranz unterschieden:
Die harmlose Fruktosämie/Fruktosurie.
Die intestinale Fruktose-Intoleranz (Fruktosemalabsorption) ist eine meist erworbene Erkrankung. Hier kommt es durch chronische Belastung infolge falscher Ernährung, von Umweltbelastungen, Giften oder Medikamenteneinnahme zu einem Verlust von Transportenzymen, die Fruktose durch die Darmwand ins Blut schleusen. Fruktose gelangt daher unverdaut in den Dickdarm (Fruktosemalabsorption) und wird dort von Darmbakterien vergärt. Es kommt zu Blähungen, Koliken oder Durchfällen. Der **Fruktose-H_2-Atemtest** schafft Klarheit:

- Wird Fruchtzucker nicht verstoffwechselt, entsteht Wasserstoff (H_2) im Dickdarm, der über die Lunge ausgeatmet wird. Für den Test werden nach dem Trinken von etwa 30 Gramm Fruchtzuckerlösung zwei Stunden lang alle zehn Minuten Wasserstoff in der Ausatemluft gemessen. Bei einer Fruktose-Intoleranz steigt die H_2-Konzentration in der Atemluft stark an.

Die dritte Form ist die seltene, gefährliche, vererbte (hereditäre) Fruktose-Intoleranz (1:20 000 Neugeborene), die auf einem Gendefekt beruht. Diese Krankheit wird duch eine molekulargenetische Untersuchung des Blutes diagnostiziert.

Zöliakie/einheimische Sprue

Bei der Zöliakie besteht eine Unverträglichkeit gegenüber den in Getreiden (Weizen, Hafer, Gerste, Roggen) vorkom-

INFO

REFERENZBEREICHE

Laktose-Toleranztest
Laktose-Toleranztest
Glukoseanstieg
- >20 mg/dl (1,11 mmol/l)

in Vollblut und Serum

Laktose-H_2-Atemtest
- <20 ppm (parts per million) über 120 Minuten

Fruktose H_2-Atemtest*
- <10 ppm/H_2-Exhalation (Ausatmung)

* Der Test wird nicht bei erblicher Fruktose-Intoleranz durchgeführt

Antikörper gegen Transglutaminase und Gliadin
- Anti-Transglutaminase-IgA <15 U/l (Blut, Plasma)
- Anti-Gliadin-IgA <12 U/l

Referenzwerte abhängig vom Testverfahren; der Anti-Transglutaminase-Test ist spezifischer

menden Kleberstoffen (Gliadin, Glutene). Es kommt zu einer Entzündung der Darmwand, in deren Verlauf sich die Immunzellen dann auch gegen ein eigenes Eiweiß, die Transglutaminase, richten. Die Entzündung zerstört die Dünndarmzotten, die Aufnahme von Nährstoffen in das Blut ist beeinträchtigt. Die Erkrankung kann sowohl im frühen Kindesalter als auch bei Erwachsenen auftreten und geht mit Gedeihstörungen, Blähungen, Schwäche, Durchfällen, Gewichtsverlust oder Blutarmut einher.
Bei Verdacht wird im Blut nach IgA-Autoantikörpern (Seite 105) gegen die Transglutaminase (auch gegen Gliadin) gefahndet. Bei positivem Testergebnis beweist dann die Untersuchung der Dünndarmbiopsie die Diagnose.

TIPP

REIZDARM – FOLGE VON INFEKTIONEN?

Die Ursache für das Reizdarmsyndrom war bislang unklar. Foschungen ergaben: Reizdarm kann die Folge einer früheren Magen-Darm-Infektion (med.: Gastroenteritis) sein, etwa mit den Lebensmittelkeimen Camphylobacter oder Salmonellen – und Monate oder sogar Jahre danach auftreten. Nach einer solchen Infektion steigt das Risiko, an Reizdarm zu erkranken, um das drei- bis Zwölffache an. Tipp: Sind andere Darmerkrankungen ausgeschlossen, sollte der Stuhl (mehrere Proben!) auch auf Gift bildende Bakterien untersucht werden. Sind diese vorhanden, kann eine Antibiotika-Therapie helfen.

Was der Stuhl aussagt

Veränderungen von Form, Farbe und Geruch des Stuhls sind eine Informationsquelle. Bei Gesunden hat der Stuhl eine mittelbraune Farbe: Sie entsteht durch den Gallenfarbstoff Bilirubin. Farbänderungen können Folgendes bedeuten:

- Pechschwarzer Stuhl (»Teerstuhl«): Blutungen aus dem Magen oder oberen Darmbereich; auch bei Einnahme von Eisenpräparaten oder Aktivkohle
- Lehmig hellgrauer Stuhl: Verengung der Gallenwege oder Störung der Fettverdauung (etwa durch chronische Dünndarmentzündung, Gallemangel)
- Weißer, kalkfarbener Stuhl: Gallengangsverschluss
- Salbenartiger grauer Stuhl, teils mit Fettauflagerungen: Erkrankung der Bauchspeicheldrüse
- Faulig übelriechender Stuhl: Lebererkrankungen, Störung der Darmflora
- Hellrote Blutauflagerungen: Hämorrhoiden, Blutungen im Enddarmbereich.

Blut im Stuhl

Eine Reihe von Erkrankungen geht mit größeren oder auch winzigen Blutbeimengungen im Stuhl einher. Dazu gehören:

- Dick- und Mastdarm-Karzinome, Darmpolypen (siehe Krebsvorsorge, Seite 13f.)
- Hämorrhoiden
- Störung der Blutgerinnung, Bluterkrankheit, Mangel an Blutplättchen (Thrombozyten)
- Varizen (Krampfadern der Speiseröhre, etwa bei Leberzirrhose)
- Entzündungen von Darmausstülpungen (Divertikulitis)
- Bakterielle Darminfektionen.

Stuhlanalysen

Wird die Gemeinschaft der im Darm lebenden (lebensnotwendigen) Bakterien gestört (Dysbiose), können sich gefährliche Bakterienarten und Pilze breit machen.

- Eine hohe Keimzahl von Hefepilzen (Candida) deutet auf eine Störung der Darmflora hin. Das ist nach Antibiotikatherapien sehr oft der Fall.
- Krank machende Bakterien wie Salmonellen, Shigellen, Yersinien, Campylobacter oder manche Eschericia-Coli-Arten (EHEC) lösen Durchfälle aus. Ihre Gifte (Toxine) schädigen Nerven und Darmschleimhaut und gelten als Auslöser von Gelenkerkrankungen.
- Parasiten wie Amöben, Lamblien oder Wurmeier können Störungen verursachen. Der Arzt testet in diesen Fällen das Blut auf Antikörper gegen Bakterien und Pilze oder legt Bakterien- und Pilzkulturen aus dem Stuhl an.
- Verdauungsrückstände (Muskelfasern, Stärke, Fett) zeigen Störungen von Dünndarm, Galle oder Bauchspeicheldrüse.
- Die Konzentration von Gallensäure gibt Hinweise auf entzündliche Darmerkrankungen.
- Verdauungsenzyme (Chymotrypsin, Pankreaselastase-1) zeigen den Zustand der Bauchspeicheldrüse an.
- Abwehrzellen: Das fäkale Immunglobulin A (sIgA) verrät eine lokale Immunschwäche.

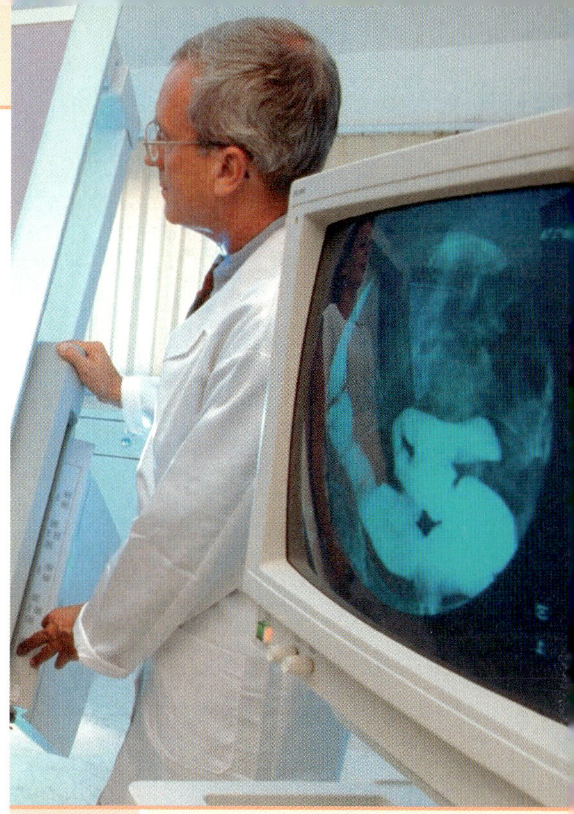

Bei der Untersuchung des Darms leistet das Röntgengerät wertvolle Dienste.

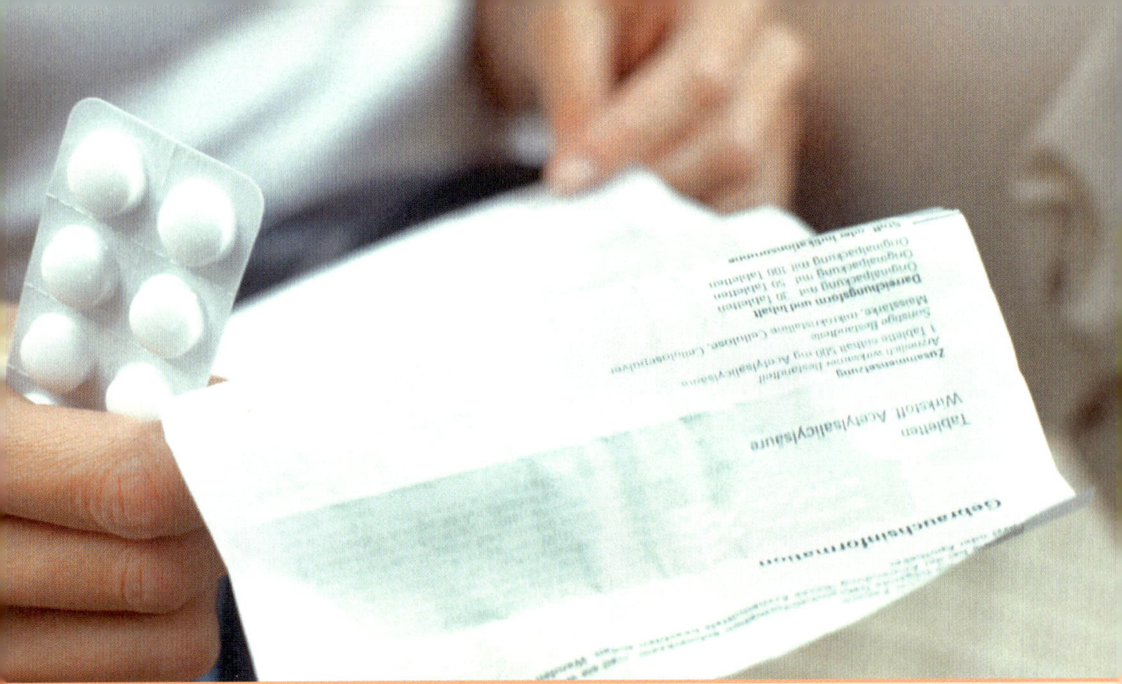

Leber und Gallenblase

Etwa 1,5 Kilogramm wiegt die Leber, die wichtigste Stoffwechsel- und Entgiftungszentrale des Menschen. Sie wird aus dem Darm mit Substanzen beliefert, aus denen sie die »guten« herausfiltert: Nährstoffe werden in Zucker und Energie umgewandelt, Kohlenhydrate für Notzeiten als Glykogen gespeichert, Bluteiweiße und Gallenflüssigkeit gebildet. Zusätzlich baut die Leber Fett und Alkohol ab und »entschärft« ankommende Gifte aus dem Darm. Streikt die Leber, fällt der Mensch ins Koma. Schon seit Urzeiten weiß man, dass sich die Leber trotz aller Strapazen schnell erholt: In der griechischen Mythologie hackt ein Adler Prometheus täglich Stücke aus der Leber – und sie bildet sich immer wieder nach.

Krankheiten der Leber

Weil es nur in der die Leber umhüllenden Kapsel, nicht aber im Lebergewebe Nerven gibt, machen sich Störungen erst sehr spät bemerkbar. Symptome sind Mattigkeit, Schmerzen im rechten Oberbauch,

Erbrechen, Durchfall, Gewichtsverlust, Gelbfärbung von Augen und Haut. Bei der Leberzirrhose gehen durch chronische Entzündungen Leberzellen zugrunde und werden durch Narbengewebe ersetzt. Die Leber schrumpft und verhärtet, Blut- und Lymphfluss sind gestört. Die Ursachen können Alkohol, Hepatitis-Viren, Medikamente und Stoffwechselerkrankungen sein. Oft geht dem eine Fettleber voraus. Dabei vergrößert sich die Leber durch Fetteinlagerung in die Zellen, etwa nach übermäßiger Zufuhr von Alkohol oder Medikamenten. Eine akute Leberentzündung (Hepatitis) wird meist von Hepatitis-Viren verursacht.

Leberwerte

Bei Verdacht auf Leberstörungen wird der Arzt die »Leberwerte« im Blut untersuchen. Sind diese Werte erhöht, sind bereits Leberzellen zerstört.

Gamma-GT

Das Enzym Gamma-Glutamyl-Transferase wird vor allem in der Leber und den Gallengängen gebildet. Es ist der wichtigste Marker für Leberbelastungen und die Zerstörung von Leberzellen.

Erhöhte Gamma-GT-Werte

- Gallenstau, -steine
- Akute und chronische Hepatitis
- Leberzirrhose
- Lebertumoren, -metastasen
- Fettleber (Alkohol, Diabetes)
- Leberschädigung durch Gifte oder Medikamente
- Entzündung der Bauchspeicheldrüse.

Die Transaminasen

Transaminasen sind Enzyme, die Eiweiße umbauen. ALT (Alanin-Aminotransferase, früher GPT) und AST (Aspartat-Aminotransferase, früher GOT) sind Anzeiger für Leber-, Gallen-, aber auch Muskelerkrankungen.

INFO

REFERENZBEREICHE

Gamma-GT

- Frauen: <40 U/l
- Männer: <60 U/l

in Serum und Plasma von Erwachsenen

Alanin-Aminotransferase (ALT)

- Frauen: <34 U/l
- Männer: <45 U/l

in Serum und Plasma von Erwachsenen

Aspartat-Aminotransferase (AST)

- Frauen: <31 U/l
- Männer: <35 U/l

im Serum und Plasma von Erwachsenen.

Erhöhte ALT- und AST-Werte

- Akute und chronische Hepatitis durch Viren (auch Zytomegalie- und Epstein-Barr-Viren)
- Fettleber (Alkohol)
- Leberzirrhose, Leberzellkrebs
- Gallenwegserkrankungen
- Autoimmune Hepatitis
- Leberschädigung durch Gifte (Pilze), Medikamente
- Herzinfarkt
- Skelettmuskelerkrankungen (Muskelschwund, Myositis).

Alkalische Phosphatasen (AP)

Alkalische Phosphatasen (AP) werden in Leber, Knochen, Nieren und anderen Geweben gebildet. Die Hauptmenge der AP im Blut stammt aus Leber (Leber-AP) und Knochen (Knochen-AP). Bei Leber- und Knochenerkrankungen (auch bei Knochenwachstum) sind die AP-Werte im Blut erhöht. Der Arzt kann entweder die Gesamtaktivität oder die Aktivitäten der organspezifischen AP (AP-Isoenzyme) bestimmen und so das kranke Organ (Leber, Knochen usw.) orten.

Erhöhte AP-Werte

- Lebererkrankungen mit Gallenabflussstörungen
- Alkoholbedingte Hepatitis, Virus-Hepatitis
- Primär biliäre Zirrhose
- Entzündung der Gallengänge, Gallensteine
- Leberkarzinom/-metastasen
- Lebertumoren/-metastasen
- Knochenerkrankungen (Morbus Paget, Rachitis, Tumoren, Brüche).

INFO

GALLENSTEINE DURCH FALSCHE ERNÄHRUNG

Gallenflüssigkeit enthält Säuren, Cholesterin, Kalksalze und Bilirubin. Ist das Mischungsverhältnis der Substanzen gestört, entstehen Gallensteine (meist Cholesterinsteine) und blockieren die Gallengänge. Übergewicht und fettreiches Fast Food erhöhen das Risiko – bei Männern gilt das auch für Crash-Diäten und „Gewichts-Jojo“ (Studie).

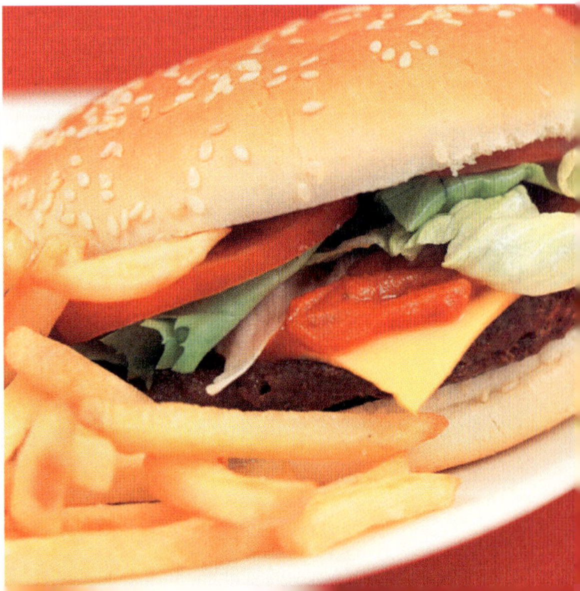

Cholinesterase (ChE)

Cholinesterasen sind Enzyme, die für den Fettstoffwechsel und für die Signalübertragung in Gehirn und Nerven wichtig sind. Die im Blut messbare ChE stammt vor allem aus der Leber. Sinkt ihr Wert ab, hat sich die Leberfunktion verschlechtert.

Erhöhte ChE-Werte

- Fettstoffwechselstörungen
- Diabetes, Fettleber.

Verminderte ChE-Werte

- Chronische Hepatitis
- Leberzirrhose, -karzinom
- Pestizidvergiftung (E 605).

Gallenblase

Die Gallenblase ist im Grunde nichts anderes als ein Vorratsbehälter für die von der Leber produzierten Gallensäuren. Sie ist mit dem von der Leber kommenden Gallengang, der in den Zwölffingerdarm mündet, durch den Gallenblasengang (Ductus cysticus) verbunden. Ist der Gallengang versperrt (etwa durch Gallensteine) oder ist zu wenig Gallensäure vorhanden, leidet die Verdauung; besonders nach fettreichen Speisen kommt es zu Druckgefühl, Oberbauchkrämpfen, Übelkeit, Erbrechen und Blähungen.

Bilirubin

Um die Zusammenarbeit von Leber, Gallenblase und Dünndarm zu testen, untersucht der Arzt den Gallenfarbstoff Bilirubin im Blut. Dieses gelbe Abbauprodukt des Blutfarbstoffs Hämoglobin wird über die Galle ausgeschieden. Ist zu viel davon im Blut, etwa weil die Leber es nicht verarbeiten kann, lagert sich der Farbstoff in der Haut oder im Auge ab (Gelbsucht).

INFO

REFERENZBEREICHE

Gesamt-AP

- Erwachsene: 30 – 120 U/l

Empfohlener Referenzbereich der DGKL:

- Frauen: 55 – 105 U/l
- Männer: 40 – 130 U/l

Für Kinder gelten höhere Referenzwerte (Wachstum)

Cholinesterase (ChE)

- Frauen: 3930 – 10800 U/l*
- Männer: 4620 – 11500 U/l*

in Serum und Plasma von Erwachsenen; die Werte sind abhängig vom Testverfahren; niedrigere Werte bei Schwangeren und Einnahme der Antibabypille

Gesamt-Bilirubin

- 0,1 – 1,2 mg/dl (2 – 21 µmol/l*)

in Serum und Plasma von Erwachsenen; * = SI-Einheiten

Erhöhtes Bilirubin

- Zerstörung der Erythrozyten durch Gifte oder Antikörper (Rh-Unverträglichkeit)
- Gallenwegserkrankung
- Gallensteine, -karzinome
- Virus-, Autoimmun- und Alkohol-Hepatitis, Leberzirrhose
- Vergiftungen (Pilz- und Umweltgifte)
- Leberkrebs
- Bauchspeicheldrüsenkrebs.

INFO

IMPFUNGEN GEGEN VIRUS-HEPATITIDEN

Hepatitis A: 1. Impfung ca. 2 Wochen vor der Reise, Wiederholung nach 6–12 Monaten.
Hepatitis B: 3 Impfungen.
1. Wiederholung nach 4 Wochen,
2. Wiederholung nach 6 Monaten.
Kombi-Impfung Hepatitis A & B: 3 Impfungen, Wiederholungszeitraum wie bei Hepatitis B.
Impfschutz generell 10 Jahre.
Kosten pro Impfung ca. 50–65 Euro. Die Krankenkassen erstatten die Hepatitis-B-Impfung bei Säuglingen und Jugendlichen (11–16 Jahre).
Hepatitis C: Keine Impfung möglich.

Virus-Hepatitis

Rund 350 Millionen Menschen sind weltweit mit Hepatitis B infiziert, fast 200 Millionen mit Hepatitis C. Die Hepatitis-Viren nisten sich in Leberzellen ein und bewirken eine Entzündung, manchmal auch Zerstörung und Entartung der Leberzellen.
Hepatitis A wird durch verseuchte Lebensmittel oder bei mangelhafter Hygiene übertragen und heilt so gut wie immer vollständig aus (Reisehepatitis).
Hepatitis B wird durch Blut, Blutprodukte, Körperflüssigkeiten und sexuelle Kontakte übertragen und verläuft in jedem zehnten Fall chronisch. Folgen sind Zerstörung von Leberzellen und Leberzirrhose.
Hepatitis C wird durch Blut und Blutprodukte übertragen. Diese Form der Hepatitis verläuft zu etwa 50 % chronisch und führt häufig zur Leberzirrhose, auch zu Leberkrebs.
Hepatitis D tritt nur in Verbindung mit Hepatitis B auf.
Hepatitis E wird wie Hepatitis A übertragen und ist besonders für Schwangere gefährlich.
Zusätzlich können Virus-Hepatitiden als Begleithepatitis bei anderen Virusinfektionen auftreten. Die Übertragung erfolgt hauptsächlich durch Schleimhautkontakt, die Hepatitis ist meist mild und von kurzer Dauer.

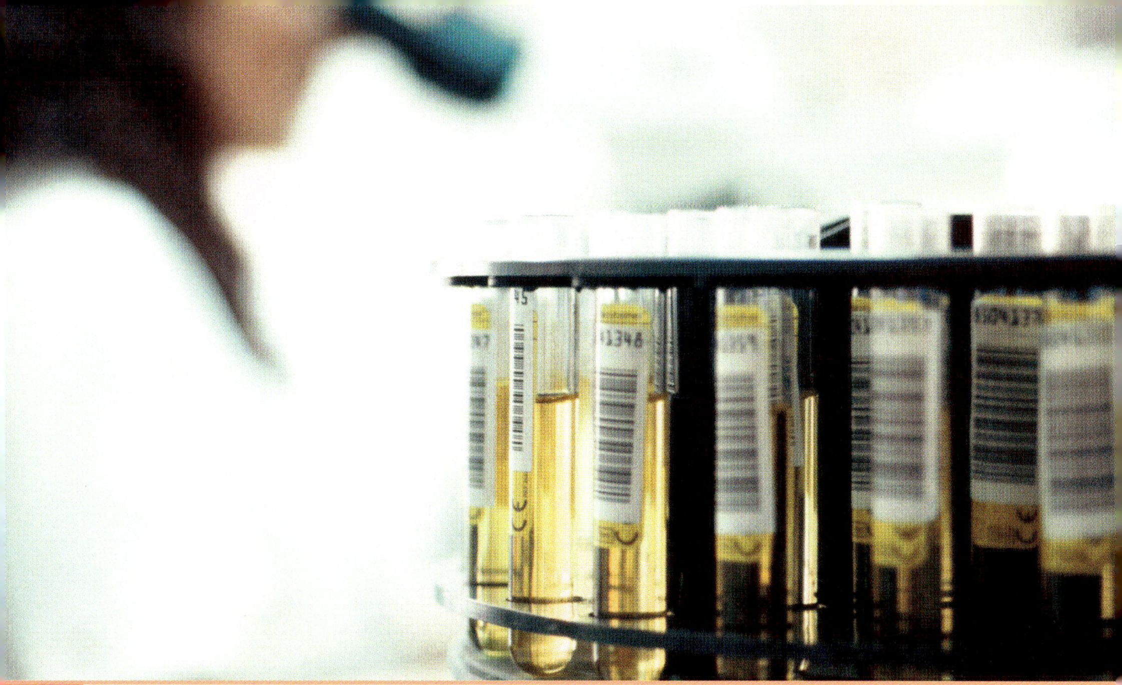

Nieren und Urin

Zwei etwa 160 Gramm leichte Organe bewahren uns jeden Tag vor Vergiftung. Abfallstoffe des Stoffwechsels werden von den beiden Nieren aus dem Blut gefiltert und über den Urin entsorgt. Jeweils eine Million Nierenkörperchen (Nephrone) haben sich in einer Niere gruppiert und »waschen« täglich 1500 Liter Blut. Gleichzeitig halten die Nieren den Salzhaushalt im Lot, kontrollieren die Wassermenge im Körper und produzieren das für die Blutbildung wichtige Hormon Erythropoetin. Wie die Leber senden erkrankte Nieren erst spät Alarmsignale.

Signale des Körpers

Bei diesen Beschwerden sollten Sie auf jeden Fall den Arzt aufsuchen:

- Flüssigkeitsansammlungen in Geweben (Ödeme)
- Bluthochdruck (tritt bei fast allen Nierenerkrankungen auf)
- Krampfartige Schmerzen im hinteren Beckenbereich, bei Nierensteinen oder häufigen Blaseninfektionen
- Veränderungen der Urinfarbe
- Krankhafte Befunde bei Urin-Selbsttests.

Kreatinin

Kreatinin ist das Endprodukt des Muskelstoffwechsels. Es wird vollständig über die Nieren ausgeschieden und dient dem Arzt als Test für die Filterfunktion der Niere.
Unter **Kreatinin-Clearance** versteht man die Kreatininmenge, die in einem bestimmten Zeitraum durch die Nieren ausgeschieden wird. Der Wert gibt Auskunft über die Nierenleistung.

Erhöhte Kreatinin-Werte

- Akutes Nierenversagen (Schock, Medikamente, Nierenentzündung)
- Chronische Niereninsuffizienz
- Diabetes mellitus
- Medikamente (Antibiotika, Chemotherapie) oder Gifte (Schwermetalle).

INFO

REFERENZBEREICHE

Kreatinin
- Frauen: 0,57 – 1,17 mg/dl (50 – 103 µmol/l*)
- Männer: 0,67 – 1,36 mg/dl (59 – 120 µmol/l*)

in Serum und Plasma von Erwachsenen (Jaffé-Reaktion)
* = SI-Einheiten

Was der Urin verrät

Jeden Tag scheidet der Körper ein bis zwei Liter Harn aus. Farbabweichungen können Störungen im Körper verraten:
- Braun-gelber Urin bei Gallenerkrankungen
- Weißlich-trüber Urin bei eitrigen Entzündungen der Harnwege
- Rötlicher Urin bei Blutbeimengungen.

Urin-Teststreifen

Positive Streifentests können Ihnen Hinweise auf Erkrankungen liefern, negative Tests schließen diese jedoch nicht aus. Mit Urin-Teststreifen (Seite 20ff.) können Sie manche Laborwerte selbst untersuchen. Erhöhte Werte bei folgenden Bestandteilen deuten auf Störungen hin:
Eiweiß (Protein): Zeichen für eine fortgeschrittene Nierenerkrankung
Leukozyten (weiße Blutkörperchen): Nieren-, Blasen- oder Harnwegsentzündung
Erythrozyten (rote Blutkörperchen): Nierensteine und -entzündungen, Erkrankungen der Prostata, Blaseninfektionen oder -krebs
Zucker (Glukose): Diabetes mellitus, Schilddrüsenüberfunktion, Nierenschädigung, Entzündung der Bauchspeicheldrüse
Nitrit: Bakterien bei Blasen- und Harnwegsentzündungen.

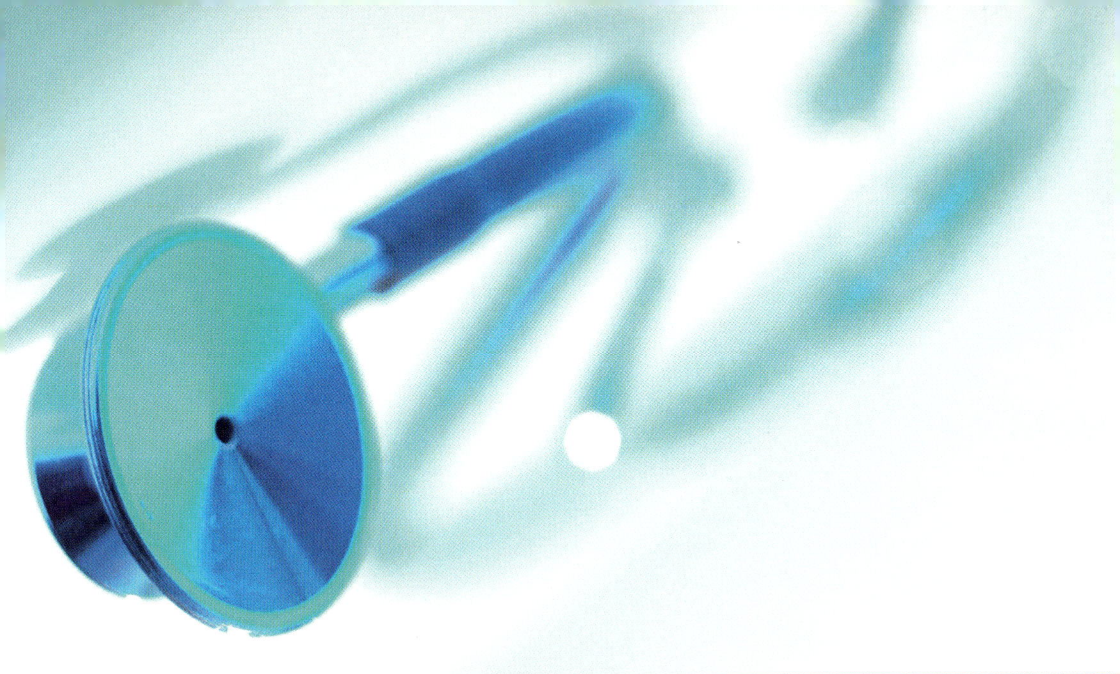

Herz

Das Herz ist ein höchst selbstständiger Muskel. Er arbeitet unabhängig von willentlichen Steuerbefehlen aus dem Gehirn und ist vergleichbar mit einem Vierkammer-Pump- und Saugmotor mit zwei Kreislaufsystemen: Die linke Herzhälfte saugt Blut aus den Lungen und pumpt es in die Arterien, die rechte Hälfte saugt Blut aus den Venen zurück und pumpt es zur Sauerstoffaufnahme wieder in die Lunge. Jede Minute bewegt das Herz etwa fünf Liter Blut. Gerät das Herz in Schwierigkeiten, schickt es als Notruf seine Enzyme und andere Eiweiße ins Blut. Sie geben neben dem Elektrokardiogramm (EKG) Aufschluss über die Störungen.

Herzalarm!

Den Treibstoff erhält das Herz über ein Netzwerk feinster Adern, die Herzkranzgefäße (Koronararterien). Werden sie, zum Beispiel durch Fetteinlagerungen, verschlossen, sterben Teile des Herzmuskels ab (Herzinfarkt).
Die Warnzeichen für einen Infarkt sind starke Schmerzen (Druck) hinter dem

TIPP

SO HALTEN SIE IHR HERZ AUF TRAB

- Radeln, joggen oder walken Sie mindestens dreimal die Woche über 30 Minuten.
- Ob Omega-3-Fettsäuren in Lachs, Makrele oder Hering sowie der Genuss von magerem Fleisch und Geselligkeit das Arteriosklerose- und Herzinfarkt-Risiko tatsächlich senken, ist nach wie vor ungewiss, sie schaden jedenfalls nicht.

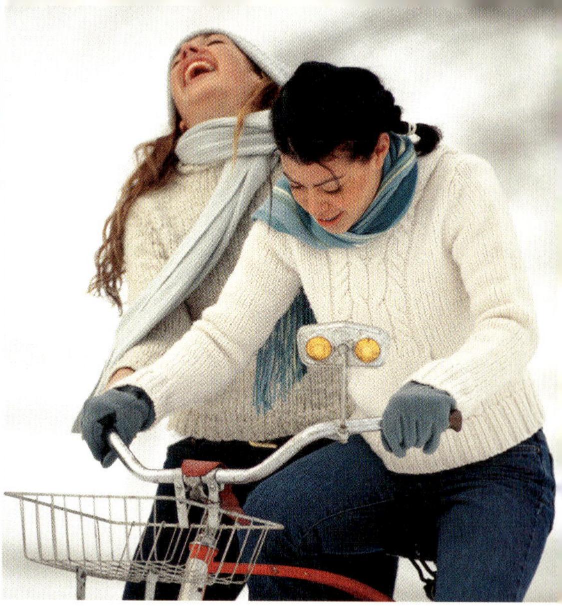

Brustbein, die in die linke Kieferhälfte oder in den linken Arm ausstrahlen, außerdem Brustenge, starke Schweißausbrüche, Atemnot, unregelmäßiger Puls, Todesangst.

Kreatinkinase (CK)

Dieses Enzym kommt im Herzmuskel, in den Skelettmuskeln und im Nervensystem vor. Man unterscheidet:

- CK-MM (Skelettmuskulatur)
- CK-MB (Herzmuskel)
- CK-BB (Gehirn).

Erhöhte CK-Werte

- Herzinfarkt
- Herzmuskelentzündungen
- Angina pectoris (Herzenge)
- Skelettmuskelerkrankungen
- Intravenöse Injektionen.

Troponin

Die nur im Herzmuskel vorkommenden Eiweiße Troponin T und Tropinin I sind Funktionsproteine, die beim Zusammenziehen des Herzmuskels wirken. Bei einem Herzinfarkt stirbt ein Teil des Muskels ab und die Eiweiße werden in die Blutbahn abgegeben. Die Troponinkonzentrationen steigen bereits drei bis vier Stunden nach dem Beginn der Schmerzattacken an. Am 3. oder 4. Tag ermöglichen die Troponinwerte auch Rückschlüsse auf die Größe des Infarkts.

Erhöhte Troponin-T- und Troponin-I-Werte

- Akuter Herzinfarkt, Mikroinfarkt
- Angina pectoris (Herzenge)
- Troponin I: Abstoßungsreaktion nach Herztransplantation.

Myoglobin

Das Eiweiß ist in allen Muskeln für den Transport und die Speicherung von Sauerstoff zuständig. Myoglobin ist ein Frühwarner: Es steigt im Blut bereits ein bis zwei Stunden nach Beginn der Schmerzattacken eines Herzinfarktes an, erreicht nach vier Stunden ein Maximum und fällt danach innerhalb von acht Stunden wieder bis auf Normalwerte ab. In Verbindung mit einem Elektrokardiogramm (EKG) ermöglicht es eine frühzeitige Diagnose. Erhöhte Myoglobin-Werte finden sich allerdings auch nach einer Muskelprellung durch Schlag oder Sturz.

Erhöhte Myoglobin-Werte

- Herzinfarkt
- Verletzungen der Muskulatur
- Hochleistungssport.

Risikofaktor Bluthochdruck

Für Herzinfarkt, Schlaganfall und Nierenversagen gilt Bluthochdruck (Hypertonie) als wichtigster Risikofaktor. Jedes Jahr sterben in Deutschland rund 500 000 Betroffene an den Folgen einer Hypertonie – jeder zweite Deutsche über 50 Jahre hat zu hohe Blutdruckwerte. Gemessen wird der Druck des Blutes auf die Arterienwand in zwei Stufen: der obere (systolische) Wert wird dann erhalten, wenn das Blut aus dem Herz in die Gefäße hineingepumpt wird, der untere (diastolische) Werten in der Erschlaffungsphase des Herzmuskels. Bei zu niedrigem Wert spricht man von Hypotonie. Warnzeichen einer Hypotonie sind Kopfschmerzen, Durchblutungsstörungen in Händen und Füßen, Schwindel, Angina pectoris.

REFERENZBEREICHE

INFO

Kreatinkinase (CK)

Gesamt-CK:

- Frauen: <192 U/l
- Männer: <308 U/l

CK-MB:

- <24 U/l

Cardiales Troponin T (cTnT)/ Cardiales Troponin I (cTnI)

- Troponin T <0,01 µg/l
- Troponin I <0,10 µg/l*

in Vollblut und Plasma; * Wert abhängig vom Testverfahren

Myoglobin

- <70–110 µg/l

in Serum und Plasma von Erwachsenen

Blutdruck

- Ideal: 120/80 mmHg*
- Grenzwertig: 140/90 mmHg*
- Hypertonie: >140/>90 mmHg*
- Hypotonie: <100/60 mmHg*

* mmHg = Einheitenzeichen für Millimeter-Quecksilbersäule

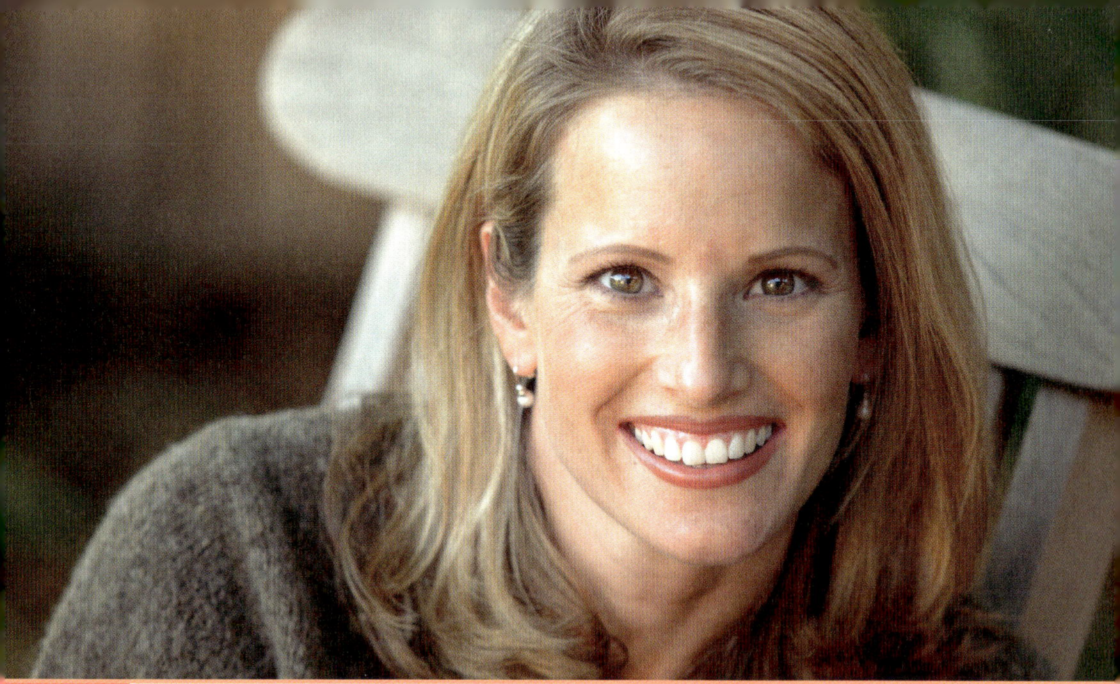

Hormonsystem

Hormone sind die Kuriere des Organismus: Sie überbringen Nachrichten von Hormondrüsen an alle Zellen. Die biochemischen Botenstoffe regulieren neben dem Nervensystem alle Funktionen des Körpers: Sexualität, gute Laune, Hunger, Verdauung, Stressbewältigung und Immunabwehr. An einem funktionierenden Hormonsystem sind Eiweiße, Vitamine, Spurenelemente und ungesättigte Fettsäuren beteiligt. Fällt nur ein Bestandteil aus, gerät der Informationsfluss durcheinander und Probleme treten an ungeahnten Stellen auf.

Endokrinologen fahnden nach den Hormonkonzentrationen im Blut, im Speichel und im Urin.

Hormonproduzierende Drüsen

Die oberste Instanz aller Hormondrüsen ist der Hypothalamus im Gehirn. Er stellt selbst einige Hormone her, die zunächst die Hypophyse (Hirnanhangdrüse) zur Produktion von Steuerhormonen veranlassen. Diese halten im Körper viele hormonproduzierende Organe zur Arbeit an.

Sexualhormone

Sexualhormone werden in den Keimdrüsen (Hoden, Eierstöcke) produziert und von den Hypophysen-Hormonen LH (Luteinisierendes Hormon) und FSH (Follikel stimulierendes Hormon) kontrolliert (Seite 95). Besteht Verdacht auf ein hormonelles Ungleichgewicht (etwa bei Zyklusunregelmäßigkeiten), werden Hormonmessungen durchgeführt.

17-Beta-Östradiol (E_2)

17-Beta-Östradiol ist das wirksamste Östrogen. Es wird in den Eierstöcken gebildet und ist zusammen mit dem Progesteron (Gelbkörperhormon) am Menstruationszyklus und am Schleimhautaufbau in der Gebärmutter beteiligt. Auch bei Männern werden geringe Mengen an Östrogenen in den Hoden und in der Nebennierenrinde produziert.

Erhöhte 17-Beta-Östradiol-Werte

- Präovulation (Eisprung)
- Östrogenproduzierende Tumoren
- Leberzirrhose (bei Männern).

Verminderte 17-Beta-Östradiol-Werte

- Ovarialinsuffizienz (funktionsschwache Eierstöcke)
- Zyklen ohne Eisprung
- Gelbkörperinsuffizienz.

Was sind Phytoöstrogene?

Nicht nur körpereigene Östrogene, sondern auch pflanzliche, chemisch ähnliche Substanzen wie Isoflavone (so genannte Phytoöstrogene) können sich an Östrogenrezeptoren in Geweben »andocken« und dadurch die Östrogenwirkung nachahmen. Ihre Wirkung ist jedoch gegenüber dem menschlichen Östradiol 100- bis 10 000-fach schwächer. Sie finden sich in vielen pflanzlichen Nahrungsmitteln (Sojabohnen, Linsen, Leinsamen usw.) und sollen zum Beispiel die Beschwerden der Wechseljahre lindern, die Entstehung hormonabhängiger Krebsarten (Brust-, Prostatakrebs) unterdrücken oder die Blutfett-Werte verbessern und damit das Risiko einer Arteriosklerose senken. Ob diese pflanzlichen Östrogene wirklich vor Krebs schützen, darüber streiten derzeit die Wissenschaftler. Unbestritten ist aber, dass sie die Zusammensetzung der Blutfette günstig beeinflussen.

INFO

REFERENZBEREICH

17-Beta-Östradiol (E_2)

- 1. Zyklushälfte: 30 – 300 ng/l (110 – 1100 pmol/l*)
- 2. Zyklushälfte: 100 – 300 ng/l (360 – 1100 pmol/l*)
- Nach den Wechseljahren: < 10 ng/l (< 37 pmol/l*)

im Serum und Plasma von erwachsenen Frauen; * = SI-Einheiten

Progesteron

Progesteron ist der »Gegenspieler« der Östrogene (Hormon der zweiten Zyklushälfte) und an der Steuerung des Menstruationszyklus beteiligt. Ein Mangel kann die Entstehung von Zysten in der Brust begünstigen.

Erhöhte Progesteron-Werte

- Ovarialtumoren (Tumoren am Eierstock)
- Adrenogenitales Syndrom (Vermännlichung bei Frauen).

Verminderte Progesteron-Werte

- Zyklusstörungen (Corpus-luteum-Insuffizienz)
- Zyklus ohne Eisprung
- Ovarialinsuffizienz (funktionsschwache Eierstöcke)
- Beginn der Wechseljahre.

Prolaktin

Das in der Hypophyse gebildete Hormon fördert das Wachstum der Brustdrüse und den Milchfluss nach der Entbindung. Auch bei Stress- und Hungerzuständen wird es vermehrt ausgeschüttet. Stark erhöhte Prolaktin-Werte (Hyperprolaktinämie, zum Beispiel bei Hypophysentumoren) führen bei Frauen zum Aussetzen des Eisprungs und zu Zyklusstörungen, beim Mann zu Potenzstörungen und zur Unterentwicklung der Geschlechtsorgane. Prolaktin-Werte werden bei Regel-, Fruchtbarkeits- oder Potenzstörungen bestimmt.

Erhöhte Prolaktin-Werte

- Prolaktinproduzierende Tumoren
- Störungen des PIH-Transportes (Prolactin Inhibiting Hormone)
- Medikamente (Dopamin-Antagonisten, MCP, Antidepressiva, Antibabypille)
- Schilddrüsenunterfunktion
- Schwere Niereninsuffizienz
- Stress.

Testosteron

Das Hormon gehört zu den Androgenen (männliche Geschlechtshormone). Es wird bei Männern in den Hoden, bei Frauen in Eierstöcken und Nebennieren produziert und steigert Knochen- und Muskelaufbau sowie den Haarwuchs. Ein zu hoher Androgenspiegel im Blut verursacht bei Frauen Akne.

Erhöhte Testosteron-Werte

Bei Frauen:

- Ovarialtumoren
- Nebennierenrindentumoren

Bei Männern:

- Hodentumoren
- Nebennierenrindentumoren
- Androgenrezeptordefekte.

Verminderte Testosteron-Werte

Bei Frauen:

- Menopause, Morbus Addison
- Antibabypille
- Leberzirrhose
- Drogenmissbrauch.

Bei Männern:

- Unterfunktion der Keimdrüsen
- Klinefelter Syndrom
- Leberzirrhose
- Drogenmissbrauch
- Einnahme von Anabolika
- Hodentumoren
- Umwelt- und Genussgifte
- Niereninsuffizienz.

LH und FSH

Bei Fruchtbarkeitsuntersuchungen werden die Hypophysenhormone LH (Luteinisierendes Hormon) und FSH (Follikel stimulierendes Hormon) bestimmt.

Erhöhte LH- und FSH-Werte

- Ovarialinsuffizienz (funktionsschwache Eierstöcke)
- Wechseljahre
- Unterfunktion des Hodens.

Verminderte LH- und FSH-Werte

- Unterfunktion der Hypophyse.

REFERENZBEREICHE

INFO

Progesteron

- 1. Zyklushälfte: < 1,0 mg/l (3,2 nmol/l*)
- 2. Zyklushälfte: ≥ 10,0 mg/l (32 nmol/l*)
- Wechseljahre: < 1,0 mg/l (3,2 nmol/l*)

im Serum und Plasma von erwachsenen Frauen

* = SI-Einheiten

Prolaktin

- Frauen: 3,8 – 23,2 µg/l (91 – 557 mIU/l*)
- Männer: 3,0 – 14,7 µg/l (72 – 353 mIU/l*)

im Serum von Erwachsenen

* = SI-Einheiten

Testosteron

- Frauen: ≤ 0,6 µg/l (2,1 nmol/l*)
- Wechseljahre: ≤ 0,8 µg/l (2,8 nmol/l*)
- Männer: 3,5 – 8,6 µg/l (12 – 30 nmol/l*)

im Serum von Erwachsenen

* = SI-Einheiten

LH und FSH

- 1. Zyklushälfte: 3 – 15 IU/l und 2 – 10 IU/l
- Zyklusmitte: 20 – 200 IU/l und 8 – 20 IU/l
- 2. Zyklushälfte: 5 – 10 IU/l und 2 – 8 IU/l
- Nach den Wechseljahren: Beide > 20 IU/l im Serum und Plasma erwachsener Frauen

DHEAS

Das in der Nebennierenrinde gebildete DHEAS (Dehydroepiandrosteronsulfat) ist ein Baustein für Hormone. Aus ihm bildet der Körper Östrogene und Androgene. DHEAS gilt als das so genannte Anti-Aging-Hormon, das Alterungsprozesse verzögert.

Erhöhte DHEAS-Werte

- Eierstockzysten
- Vermännlichung bei Frauen
- Gut- und bösartige Tumoren der Nebennierenrinde.

INFO

REFERENZBEREICHE

DHEAS
Erwachsene: 1000–3000 µg/l (2,5–7,5 µmol/l*)
Nach den Wechseljahren: ≤1200 µg/l (3,0 µmol/l*)
im Serum von Erwachsenen;
* = SI-Einheiten

ADH
- 2–7 ng/l (pmol/l*)

im Plasma von Erwachsenen;
* = SI-Einheiten; Wert abhängig von der Testmethode

Wasser-Regulation

Adiuretin/Antidiuretisches Hormon (ADH)

Das in Nervenzellen des Gehirns gebildete und in der Hypophyse (Hirnanhangdrüse) gespeicherte ADH reguliert, wie sein Name sagt, den Wasserhaushalt, indem es auf das Gehirn (Trinkverhalten), die Nieren (Hemmung der Wasserausscheidung) und die Gefäße (Verengung) wirkt. Gesteuert wird die ADH-Ausschüttung von der Blutmenge und dem Salzgehalt in den Gefäßen. Nikotin stimuliert, Alkohol hemmt die ADH-Sekretion (Wasserausscheidung mit folgendem Durstgefühl). Bei Funktionsausfall kommt es zu einem Wasserverlust (Diabetes insipidus), der bis über 20 Liter pro Tag betragen kann.

Erhöhte ADH-Werte

- Schädelhirnverletzungen, Hirntumoren, Hirn- und Hirnhautentzündungen
- ADH-Bildung in Karzinomen (Bronchial-, Bauchspeichelkarzinom, Hodgkin-Lymphom, Thymom)
- Lungenentzündung, Tuberkulose.

Verminderte ADH-Werte

- Zentraler Diabetes insipidus
- Hirn- und Hypophysentumore
- Chronischer Alkoholmissbrauch.

Hypophysen-Nebennierenachse

Adrenokortikotropes Hormon (ACTH)

ACTH stammt aus der Hypophyse und reguliert in der Nebennierenrinde die Produktion von Kortisol, des Blutdruckhormons Aldosteron und des DHEAS, einer Vorstufe von Geschlechtshormonen. ACTH kann auch außerhalb der Hypophyse in bösartigen Tumoren produziert werden (selten!). Bei zu geringer Kortisolproduktion ist ACTH im Blut erhöht, da die Hypophyse die ungenügende Kortisolproduktion zu stimulieren versucht (Morbus Addison). Bei Hypophysen- und Hypothalamusschäden wird zu wenig ACTH freigesetzt, sodass die Kortisolproduktion versiegt. ACTH- und Kortisol-Werte sind im Blut vermindert. Bei einer vermehrten Kortisolbildung, zum Beispiel durch einen Nebennierenrindentumor, wird die ACTH-Bildung gebremst, der Kortisol-Wert ist erhöht, ACTH vermindert.

Erhöhte ACTH-Werte

- Nebennierenrindeninsuffizienz
- Cushing-Syndrom
- Angst, Stress
- ACTH-Produktion in Tumoren (zum Beispiel Lungenkarzinom u.a.).

Verminderte ACTH-Werte

- Morbus Cushing (Nebennierenrindentumor), Kortisolgabe
- Hypophysen- und Hypothalamusschädigung.

Kortisol

Das bekannte Nebennierenrindenhormon hemmt Entzündungen, lockt bei Stress Zucker in das Blut (Hyperglykämie), beschleunigt den Eiweißabbau (Muskelschwund) und schwächt bei Dauerstress die Abwehrzellen. Das ACTH der Hypophyse kontrolliert und reguliert die Kortisolbildung. Der Korti-

INFO

REFERENZBEREICHE

ACTH

- Morgens (8–9 Uhr): 5–60 ng/l (1,1–13,3 pmol/l*)
- Nachts (24 Uhr): <10 ng/l (<2,2 pmol/l*)

im Plasma von Erwachsenen;
* = SI-Einheiten

Kortisol

- Im Plasma/ Serum von Erwachsenen:
  8 Uhr: 5–25 µg/dl (138–690 nmol/l*)
  24 Uhr: ≤ 5 µg/dl (≤ 138 nmol/l*)
- Freies Kortisol im Speichel von Erwachsenen: 6–9 Uhr: 0,2–1,2 µg/dl (5–32 nmol/l*)
  20–24 Uhr: 0,08–0,13 µg/dl (2–4 nmol/l*) * = SI-Einheiten

TIPP

MUNTERMACHER FÜR DIE SCHILDDRÜSE

Erwachsene brauchen etwa 200 µg Iod pro Tag, Schwangere 240 µg. Beste Iodquellen sind: Schellfisch, Seelachs, Scholle, Algen und Iodsalz. Wer an einer Überfunktion oder Entzündung der Schilddrüse leidet, muss Megadosen an Iod (etwa Iod-Kontrastmittel) meiden!

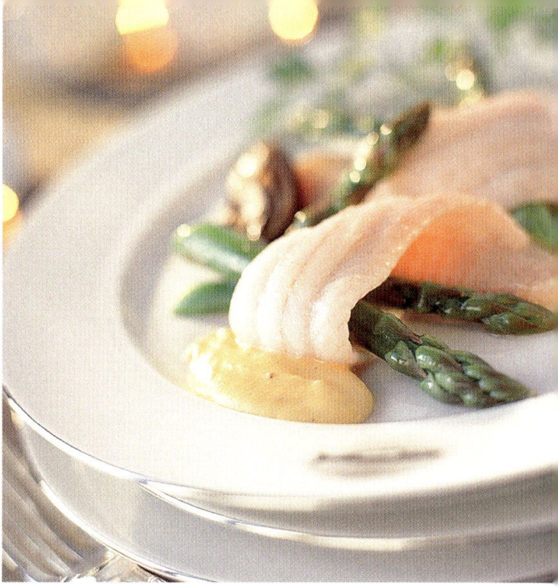

sol-Wert kann in Stresssituationen auf das Zehnfache ansteigen. Kortisol hemmt die Kalziumaufnahme im Darm, den Stoffwechsel von Vitamin D_3 und fördert dadurch die Osteoporose. Von klinischer Bedeutung sind seine entzündungshemmende Wirkung und die Hemmung des Immunsystems. Es wird bei Verdacht auf Funktionsstörungen der Hypophyse oder der Nebennieren im Blut, aber auch im Speichel oder Urin bestimmt, unterliegt jedoch tageszeitlichen Schwankungen.

Erhöhte Kortisol-Werte

- Morbus Cushing
- ACTH-bildende Tumoren (Hypophysentumoren, Bronchialkarzinom)
- Alkoholmissbrauch
- Endogene Depression
- Starker Stress, Psychosen
- Schwere Allgemeinerkrankungen
- Schwangerschaft
- Östrogentherapie, Antibabypille.

Verminderte Kortisol-Werte

- Morbus Addison
- Leberzirrhose (Transcortin-Verminderung)
- Schilddrüsenunterfunktion
- Eiweißverlust über Niere oder Darm.

Schilddrüse

Die 25 Gramm leichte Schilddrüse ist eine lebenswichtige Hormonfabrik. Sie sendet auf Kommando aus der Hypophyse eigene Hormone aus, die den Stoffwechsel in Gang setzen. Damit steuert die Schilddrüse die Lebensenergie. Für volle Leistung braucht die Drüse als Treibstoff das Spurenelement Iod: Sie stellt damit die Hormone Triiodthyronin (T3) und Thyroxin (T4) her und speichert sie in kolloidaler Form in Tausenden von kleinen Bläschen (Follikeln), aus denen sie bei Bedarf in die Blutgefäße entsandt werden.

Schilddrüsenprobleme

Wenn man plötzlich träge, vergesslich und depressiv wird, ständig friert, an Verstopfung leidet, von Sex nichts wissen will und trotz Diät zunimmt, kann eine Schilddrüsenunterfunktion (Hypothyreose) der Grund sein.
Wer von Heißhunger, Durchfällen, Schweißausbrüchen, Reizbarkeit und Herzrasen geplagt wird, sollte sich auf eine Schilddrüsenüberfunktion (Hyperthyreose) untersuchen lassen. Sichtbares Warnzeichen ist der Kropf (Struma).

Iodmangel

Weltweit ist Iodmangel der häufigste Grund für eine Über- oder Unterfunktion der Schilddrüse und den Kropf. Aber auch eine Schilddrüsenentzündung (Thyreoiditis) durch Viren, Bakterien oder den Angriff eigener Immunzellen kann die Funktion beeinträchtigen.

Thyreotropin (TSH)

Die Schilddrüse erhält ihre Weisungen von der Hypophyse über das Hormon Thyreotropin (TSH). Eine Fehlfunktion der Schilddrüse kann nun an ihr selbst oder an ihrer übergeordneten Befehlsstelle liegen. Dies klärt der Arzt, wenn er im Blut die Werte des TSH und der beiden Schilddrüsenhormone Triiodthyronin (T3) und Thyroxin (T4) überprüft.

Erhöhter TSH-Wert

- Schilddrüsenhormonresistenz (Zellen nehmen keine Befehle durch die Hormone an)
- Schilddrüsenunterfunktion.

Verminderter TSH-Wert

- Schilddrüsenüberfunktion
- Basedow-Krankheit (Seite 102)
- Gutartiger Schilddrüsenknoten (Adenom).

Triiodthyronin (T3) und Thyroxin (T4)

Die eigentlichen Schilddrüsenhormone sind das iodhaltige Triiodthyronin (T3) und Thyroxin (T4). Das Ausgangsprodukt der Schilddrüse ist T4. Es wird

INFO: REFERENZBEREICHE

Thyreotropin (TSH)
- 0,3–4,2 mU/l

im Serum von Kindern und Erwachsenen

Freies T3 (fT3) und Freies T4 (fT4)
- fT3: 2,5–4,4 ng/l (3,9–6,7 pmol/l*)
- fT4: 9,9–16,2 ng/l (12,7–20,8 pmol/l*)

im Serum von Erwachsenen
* = SI-Einheiten

INFO

HORMONE IM ÜBERBLICK

Hormon	Wirkung	Bildungsort
ACTH	Regulation der Kortisol-, Aldosteron- und DHEAS-Produktion	Hypophyse (Hirnanhangdrüse)
Adiuretin (Antidiuretisches Hormon)/ADH	Regulation des Wasserhaushalts, »Dursthormon«	Nervenzellen des Gehirns
Adrenalin	Stresshormon, Kreislaufanregung, Stoffwechsel	Nebennierenmark
Calcitonin	Senkung des Kalziumspiegels, Knochenstoffwechsel	Schilddrüse
DHEAS (Dehydro-epiandrosteron-sulfat	Ist an der Bildung von Östrogenen und Androgenen beteiligt, das »Anti-Aging-Hormon«	Nebennierenrinde
FSH	Fruchtbarkeit, Follikel- und Samenzellreifung	Hypophyse (Hirnanhangdrüse)
Gestagene (Progesterone)	Zyklus, weibliche Fruchtbarkeit	Eierstöcke, Follikel, Mutterkuchen
HCG Humanes Cho-riongonadotropin)	Schwangerschaftshormon	Mutterkuchen (Plazenta)
Kortisol	Kohlenhydratstoffwechsel, Entzündungshemmung	Nebennierenrinde
Östrogene	Eizellreifung, Libido, Zellschutz	Eierstöcke, Hoden, Fettgewebe
Parathormon	Erhöhung des Kalziumspiegels	Nebenschilddrüse
Prolaktin	Milchfluss, Zyklus	Hypophyse (Hirnanhangdrüse)
Testosteron	Fruchtbarkeit, Muskelaufbau	Hoden, Eierstöcke, Nebennierenrinde
Thyroxin	Stoffwechsel	Schilddrüse

in der Schilddrüse, vor allem aber in den anderen Geweben des Körpers in das aktivere T3 umgewandelt. Die Hormone sind der Motor der Zellen: Sie regeln die körpereigene Wärmeproduktion und beeinflussen auch Leber, Herz, Niere und Gehirn. Der Hauptanteil der Schilddrüsenhormone zirkuliert an Eiweiß gebunden im Blut und wird von diesem Speicher bei Bedarf freigesetzt. Nur die freien Schilddrüsenhormone sind im Stoffwechsel aktiv.

Erhöhter T3-Wert

- Schilddrüsenüberfunktion
- Schilddrüsenmedikamente (Hormone).

Verminderter T3-Wert

- Schilddrüsenunterfunktion
- Chronisch entzündliche Erkrankungen.

Erhöhter T4-Wert

- Schilddrüsenüberfunktion (auch Basedow-Krankheit)
- Heißer Knoten (Schilddrüsengewebe, das unkontrolliert Iod speichert)
- Iodhaltige Medikamente oder Kontrastmittel.

Verminderter T4-Wert

- Schilddrüsenunterfunktion
- Extremer Iodmangel.

Autoimmune Schilddrüsenerkrankungen (Autoimmunthyreoiditis)

Wenn sich – aus noch ungeklärter Ursache – Abwehrzellen des Immunsystems gegen die eigene Schilddrüse richten, kann es zu Über- oder Unterfunktionen der Schilddrüse kommen. Zu 70 % steckt hinter einer Schilddrüsenüberfunktion ein Morbus Basedow (engl. Graves disease), hinter einer Unterfunktion (jede fünfte Frau über 60 Jahren ist betroffen) oft eine Hashimoto-Thyreoiditis (Seite 102). In beiden Fällen verrät das Blut die Autoimmunerkrankung.

Hyperthyreose (Morbus Basedow, Graves disease)

Die Hyperthyreose wurde 1840 von dem Merseburger Kreisphysikus Carl Adolph von Basedow (1799–1854) entdeckt.

REFERENZBEREICHE

INFO

Autoantikörper gegen TSH-Rezeptoren (TRAK) und Thyreoideaperoxidase (TPO-AK)

- < 1,0 U/l (TRAK)*
- ≤ 60 U/ml (TPO-AK)*

im Serum von Erwachsenen; Werte abhängig vom Testverfahren

Typische Symptome sind hervorstehende tränende Augen, erhöhte Lichtempfindlichkeit (bei 60 % der Betroffenen), Kropf (Struma) und Herzjagen (Tachykardie). Die drei Symptome wurden bald unter dem Begriff der »Merseburger Trias« weltweit bekannt. Die Erkrankung wird durch Autoantikörper (TRAK) ausgelöst, die mit den Rezeptoren für TSH an den Schilddrüsenzellen reagieren und so zu einer dauernden Stimulierung von T3 und T4 führen (auch TSI = thyreoide stimulierende Immunglobuline genannt). Im Blut sind T3- und T4-Werte erhöht, die TSH-Werte aber vermindert. Gelegentlich können auch blockierende Antikörper auftreten, die zu einer Unterfunktion der Schilddrüse führen.

INFO

SCHILDDRÜSENÜBERFUNKTION DURCH IODSALZ?

Eine Iodmangelprophylaxe mit 100–200 µg pro Tag kann keine Schilddrüsenkrankheiten verursachen. Niemand mit einer gesunden Schilddrüse und kein Patient mit einer normal funktionierenden, vergrößerten Schilddrüse oder mit einer Unterfunktion geht ein Risiko ein, wenn er Iodsalz verwendet. Wenn sich die Schilddrüse krankhaft verändert hat und Gewebebereiche vorhanden sind, deren Funktion vom Körper nicht kontrolliert werden können (»heiße Knoten«) oder eine Autoimmunkrankheit der Schilddrüse vorliegt (Morbus Basedow), kann es durch hohe Ioddosen im Milligramm- bis Grammbereich zu einer iodinduzierten Schilddrüsenüberfunktion kommen. Diese Ioddosen werden aber nicht durch Iodsalz erreicht. Daher wird durch Iodsalz auch bei bestehenden Schilddrüsenkrankheiten keine kritische Überfunktion ausgelöst. (Aus DGE-special der Deutschen Gesellschaft für Ernährung e.V., siehe Seite 121)

Hashimoto-Thyreoiditis

Bei der von dem japanischen Arzt Hakaru Hashimoto (1881–1934) entdeckten Schilddrüsenunterfunktion greifen Immunzellen das Schilddrüsengewebe an und zerstören es. Zeichen des dadurch entstehenden Hormonmangels sind Gewichtszunahme, Mattigkeit, Verstopfung, brüchige Haare und Fingernägel. Bei 90 % der Patienten finden sich Autoantikörper gegen das Schilddrüsenenzym Thyreoideaperoxidase (TPO). Die Krankheit kann auch ohne Unterfunktion der Drüse einhergehen.

HELICOBACTER BREMST SCHILDDRÜSENHORMON

Sollte sich bei Schilddrüsenpatienten trotz erhöhter Thyroxin-Dosen kein stabiler Hormonspiegel einstellen, raten Experten zu einem Helicobacter-Test.

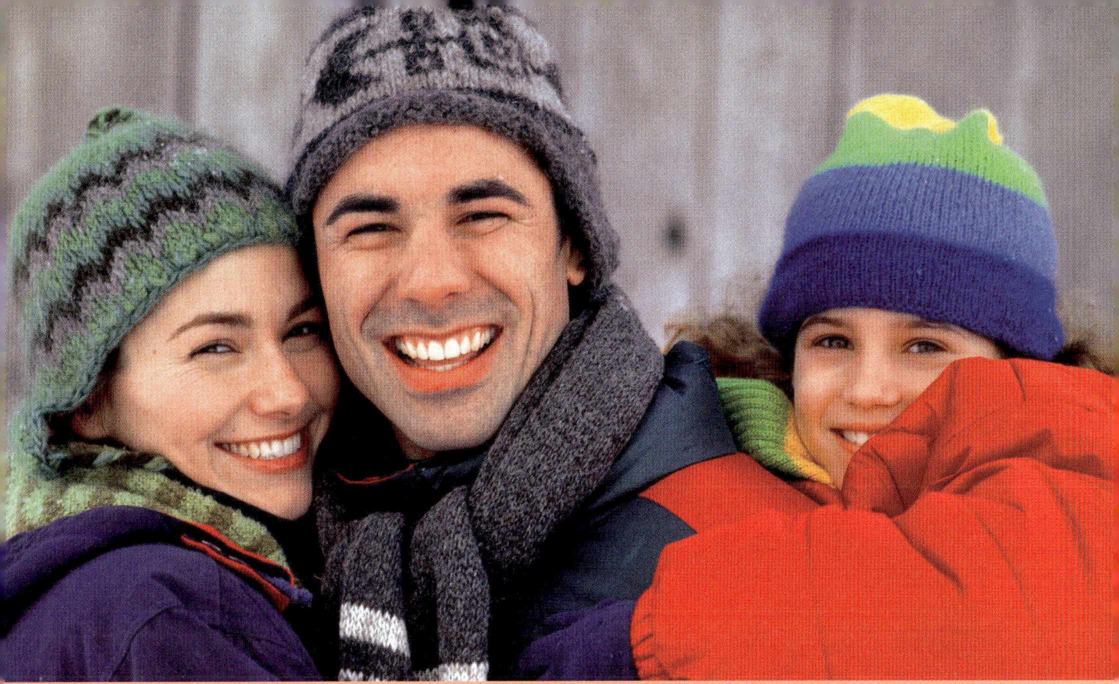

Immunsystem

Ob unser Immunsystem fit ist, erkennen wir, wenn wir eine Grippewelle gut überstehen. 20 Milliarden Immunzellen im Körper sind für solche »Ernstfälle« geschult. Sind sie aufmerksam und stark, bleibt es bei einem harmlosen Schnupfen; sind sie geschwächt, werden wir krank. Immunzellen sind Leukozyten (Seite 30), die im Knochenmark gebildet werden. Da sie später auch in den Lymphknoten anzutreffen sind, heißen sie auch Lymphozyten (Seite 33). Sie erhalten an unterschiedlichen Orten eine Spezialausbildung:

Die **B-Lymphozyten** werden bereits im Knochenmark (englisch: bone marrow) geschult. Sie produzieren bei Feindalarm maßgeschneiderte Waffen, die Antikörper (Immunglobuline).

Der andere Teil der Abwehrzellen, die **T-Lymphozyten,** bereitet sich im Thymus auf seine Verteidigungsaufgaben vor: Die T-Lymphozyten lernen, wie man Freund und Feind unterscheidet und die Abwehr organisiert. Nach ihren Reifeprüfungen sind etwa fünf Milliarden im täglichen Bereitschaftsdienst.

Immunschwächen

Eine Reihe von Krankheiten hat ihre Ursache in Störungen des strategischen Zusammenspiels der Immunzellen:

- Die Zahl der Lymphozyten reicht nicht aus, weil zu viele Aufgaben (Infekte, Antibiotikaschäden) gleichzeitig bestehen.
- Es liegt ein angeborener Immunglobulinmangel vor.
- Es werden harmlose Fremdstoffe wie Staub oder Nahrungsmittel als Feinde angesehen (Allergien, Seite 108).
- Feinde werden von Fresszellen (Monozyten, Seite 35) nicht genügend verdaut, sodass chronische Entzündungen entstehen.
- Das Immunsystem geht dazu über, eigenes Gewebe anzugreifen (Autoimmunerkrankungen).

INFO

HILFERUF DER ABWEHR

Immunschwäche kann sich in vielfältigen Formen zeigen. Daran erkennen Sie, dass Ihre Abwehr schlapp macht:

- Häufige Erkältungen oder Grippe, die nicht mehr aufhört
- Häufig Herpes-Bläschen
- Häufige Pilzinfektionen
- Zunahme von Allergien

Laboruntersuchungen

Es gibt viele Tests, mit denen die Funktion von Immunzellen überprüft werden kann. Untersucht wird die Funktion von Lymphozyten, Fresszellen und Antikörpern. Aus der Vielzahl hier nur einige der gängigen Immuntests:

Stempeltest

Mit ihm wird die Reaktionsgeschwindigkeit der Immunzellen getestet. Dabei werden »entschärfte« Bestandteile von Bakterien (zum Beispiel Tuberkulin) und Pilzen mit einer Art Stempel in die Haut gedrückt. Die Schnelligkeit der Hautreaktion (Rötung, Schwellung) dient als Hinweis auf Störungen.

Immunglobuline

In Körperflüssigkeiten und im Blut können Immunglobuline (Antikörper) einzeln oder in ihrer Gesamtzahl bestimmt werden. Informativ sind vor allem die Werte der Immunglobuline IgG, IgA, IgM und IgE.

Immunglobulin G (IgG)

Die IgG-Globuline treten nach einer Infektion gleichsam als Waffenvorrat gegen weitere Erreger vermehrt im Blut auf. Sie zeigen in der Regel überstandene, aber auch chronische Infektionen an.

Erhöhte IgG-Werte

- Chronische Entzündungen, Autoimmunerkrankungen
- Leberzirrhose
- Blutkrebs (Plasmozytom).

Verminderte IgG-Werte

- Nierenerkrankungen
- Entzündliche Darmerkrankung
- Leukämie, Krebs
- Erblicher Immunglobulinmangel.

Immunglobulin A (IgA)

Die IgA-Globuline bewachen die Schleimhäute im Körper (Bronchien, Darm).

Erhöhte IgA-Werte

- Chronische Schleimhautinfektionen (Bronchien, Magen, Darm)
- Chronische Lebererkrankungen.

Verminderte IgA-Werte

- IgA-Verlust, Zöliakie (Seite 79)
- Angeborener IgA-Mangel.

Immunglobulin M (IgM)

Die IgM-Globuline weisen auf frische Infektionen hin.

Erhöhte IgM-Werte

- Akute Infektionen, akuter Schub bei chronischen Infektionen
- Autoimmunerkrankungen
- Chronische Lebererkrankungen, primär biliäre Zirrhose.

Verminderte IgM-Werte

- Angeborener IgM-Mangel.

Immunglobulin E (IgE)

Die IgE-Globuline sind für die Abwehr von Parasiten und für Allergien (Seite 108) verantwortlich.

Erhöhte IgE-Werte

- Allergien vom Sofort-Typ
- Infektionen mit Würmern oder Parasiten
- Neurodermitis (IgE-Werte stark erhöht)
- Tumoren (etwa Lungenkrebs).

INFO

REFERENZBEREICHE

Immunglobulin G (IgG)

- 7,0 – 16,0 g/l

im Serum von Erwachsenen

Immunglobulin A (IgA)

- 0,70 – 5,0 g/l

im Serum von Erwachsenen

Immunglobulin M (IgM)

- Frauen: 0,40 – 2,8 g/l
- Männer: 0,40 – 2,3 g/l

im Serum von Erwachsenen

Immunglobulin E (Gesamt-IgE)

- ≤ 100 U/ml

im Serum von Erwachsenen

Entzündungen – der Leistungstest für die Abwehr

Wie schnell und gründlich eine Entzündung ausheilt, hängt nicht nur von der Fitness der T- und B-Lymphozyten, sondern auch von der Funktionstüchtigkeit natürlicher Abwehrsysteme wie Komplementsystem, C-Reaktives Protein und anderen ab. Der Körper versucht Eindringlinge wie Bakterien oder Viren zuerst mit den natürlichen Abwehrsystemen abzuwehren. In der Zwischenzeit haben die T- und B-Lymphozyten (Seite 103) Zeit, sich ebenfalls mit den Eindringlingen auseinander zu setzen und eine langfristige spezifische Immunantwort aufzubauen. Spielt einer im Team nicht richtig mit, überleben die Keime und verursachen chronische Entzündungen.

INFO

REFERENZBEREICH

C-Reaktives Protein (CRP)

- < 3,3 – ≤ 5,0 mg/l

im Serum und Plasma von Erwachsenen; Werte abhängig vom Testverfahren

C-Reaktives Protein (CRP)

Das in der Leber gebildete C-Reaktive Protein ist ein »Akute-Phase«-Protein (siehe auch Seite 52) und ein Signalstoff für Entzündungen. Es heftet sich an Bakterienmembranen oder auch an Reste abgestorbener Zellen und fördert die Aufnahme der Schädlinge oder Schadstoffe in Fresszellen (Monozyten, Seite 35). Es wird zunehmend als Risikofaktor und Frühwarner für Arteriosklerose und Herzinfarkt diskutiert. Wegen des raschen Anstiegs der CRP-Werte (bis zum 1000-fachen) bei Entzündungen ist es ein zuverlässiger Marker und gut für die Beurteilung der Entzündungsaktivität geeignet. Es dient auch zur Unterscheidung von bakteriellen und viralen Infekten. Verminderte CRP-Werte haben keinen Krankheitswert.

Erhöhte CRP-Werte

- Rheumatoide Arthritis, rheumatische Erkrankungen
- Akute Bauchspeicheldrüsenentzündung
- Bakterielle Entzündungen (Blutvergiftung, Lungen-, Nieren, Hirnhautentzündung)
- Entzündliche Darmerkrankungen (Morbus Crohn)
- Herzinfarkt.

ACHTUNG, CHRONISCH!

Immer mehr Deutsche leiden an chronischen Erkrankungen – von Herz-Kreislauf-Krankheiten bis zu Gelenk- und Rückenproblemen. Häufige Ursache: Anhaltende Entzündungen – ausgelöst von Erregern, die sich im Körper vor Immunzellen verstecken und bei Stress, Immunschwäche und anderen Erkrankungen wieder aktiv werden. Dazu gehören u.a.:

Chlamydien, die Erreger von Atemwegs- und Genitalinfektionen, die selbst in Immunzellen überleben können. Sie gelten auch als Mitverursacher von Arthritis, Arteriosklerose und Herzkrankheiten.

Herpes-Zoster-Viren, die Erreger der Gürtelrose und auch Herpes-Simplex-Viren, die Auslöser der schmerzhaften Lippenbläschen, überleben in Nervenbahnen und Nervenzellen.

Borrelia burgdorferi, der Erreger der durch Zecken übertragenen Lyme-Borreliose, kann selbst in Fresszellen des Immunsystems und in schlecht durchbluteten Geweben überleben und dann zu Spätschäden wie Gelenkentzündungen, Wachstumsstörungen der Haut oder Nervenschädigungen führen.

Helicobacter pylori, der Magenkeim, mit dem nahezu jeder vierte Deutsche infiziert ist, ist resistent gegen Magensäure und fühlt sich deshalb im Magen in tieferen Schleimhautschichten so richtig wohl. Der Verursacher von Magen- und Zwölffingerdarmgeschwüren sowie Magenkrebs soll auch bei Entzündungen der Herzkranzgefäße und an der Arteriosklerose beteiligt sein.

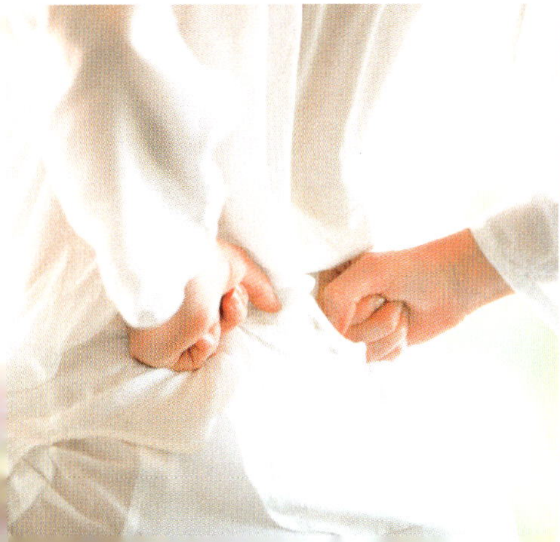

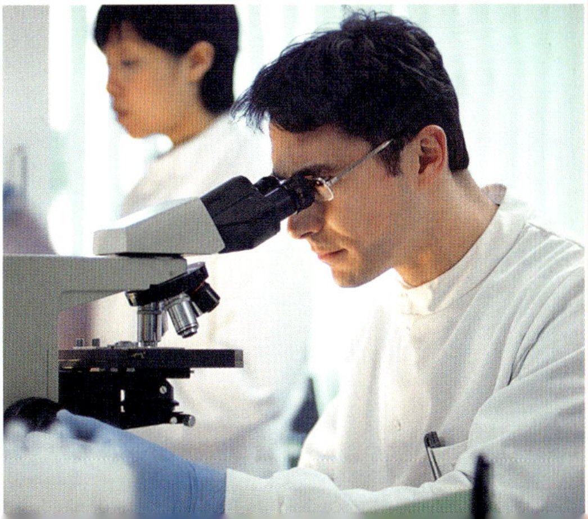

Autoimmunkrankheiten

Greift das Immunsystem aus unklaren Gründen körpereigene Gewebe an, entstehen chronische Entzündungen. Zu diesen Autoimmunerkrankungen gehören zum Beispiel Multiple Sklerose, rheumatische Erkrankungen, Lupus erythematodes (Hauterkrankung) und bestimmte Formen von Schilddrüsen-, Blut-, Nieren- und Nervenerkrankungen. Laborwerte geben Hinweise: zum Beispiel bei rheumatischen Erkrankungen die Blut-Marker ANA (anti-nukleäre Antikörper), bei Lebererkrankungen AMA (Anti-Mitochondrien-Antikörper). Sind diese oder auch Antikörper gegen andere Gewebe deutlich erhöht, liegt wahrscheinlich eine Autoimmunerkrankung vor.

Allergien

Etwa 15 Millionen Deutsche leiden unter Allergien mit unterschiedlichen Symptomen. Sie reichen von Niesattacken, Juckreiz, Magenkrämpfen, Ausschlag oder Atemnot bis hin zum lebensbedrohlichen Blutdruckabfall (Schock). Bei der Allergie sitzen IgE-Antikörper (zum Beispiel gegen Pollen, Hausstaub, Nahrungsmittel) auf den Mastzellen, die besonders an den Schnittstellen Außenwelt/Körperinneres auftreten (Schleimhäute von Nase, Bronchien, Augen, Darm usw.). Sie warten dort oft monatelang bis das passende Allergen vorbeikommt und sich mit ihnen verbindet. Diese Verbindung ist das Signal für die Mastzellen, ihre explosive Ladung (Histamin usw.) freizusetzen, welche die Durchlässigkeit der Gefäße erhöht (Übertritt von Blutflüssigkeit in das Gewebe, Ödem), die glatte Muskulatur der Gefäße erschlaffen lässt (Blutdruckabfall, Schock) oder die Muskulatur der Bronchien zusammenzieht (Atemnot, Asthma). Die Folge: Bei 25 % der Allergiker sind die Schleimhäute von Nase und Augen betroffen, bei 18 % die Atemwege, bei 16 % die Haut, bei 14 % der Magen-Darmtrakt. 27 % haben »sonstige Symptome« wie zum Beispiel Schwindel oder Migräne. Die Suche nach dem Übeltäter ist oft Detektivarbeit. Kreuzreaktionen sind möglich: Viele Pollenallergiker müssen plötzlich auch beim Essen niesen und schniefen (und Lebensmittelallergiker zur Pollenzeit). Grund: Die allergieauslösenden Stoffe in Pollen und in bestimmten Nahrungsmitteln ähneln sich. Diese Werte untersucht der Arzt bei Verdacht auf Allergien:

› **Immunglobulin-E-(IgE)-Wert.** Er ist bei Allergikern erhöht, sagt aber nicht aus, wie viel des schädlichen IgE auf den Mastzellen sitzt und welche Allergene reagieren. Letztere Frage beantwortet der Nachweis allergenspezifischer IgE.

› **Allergenspezifisches IgE.** Der Test prüft, ob im Serum spezifisches IgE, zum

Beispiel gegen Pollen, Hausstaub, Weizen oder andere Stoffe vorhanden ist.

- **Prick-/Scratch-Test.** Das vermutete Allergen wird mit Hilfe einer Lanzette in die Haut geritzt. Eine Rötung und Quaddel zeigen die Aktivierung von Antikörpern und die Freisetzung von Histamin an.
- Bei dem **Intrakutan-Test** wird die Testsubstanz in die oberen Hautschichten gespritzt, bei dem **Epikutan-Test** mit einem Pflaster auf die Haut aufgeklebt. Bei Rötungen oder Bläschen ist der Test positiv.
- **Provokations-Test.** Das Allergen wird niedrig dosiert unter ärztlicher Kontrolle zum Beispiel auf die Nasenschleimhaut oder die Augenbindehaut gesprayt oder in die Lunge inhaliert. Eine Reaktion beweist die Allergie.

Rheuma

Es beginnt mit gelegentlichen Schmerzen oder Schwellungen in den Fingergelenken und Zehen. Später sind auch Knie, Hüfte und Schulter betroffen. Die Gelenke verformen sich und werden steif. Ursache der rheumatoiden Arthritis sind die eigenen Immunzellen: Sie greifen die Gelenkinnenhäute an und lösen dadurch chronische Entzündungen aus. Bei Rheumaverdacht wird der Arzt den Rheumafaktor (RF) im Blut bestimmen. RF sind Antikörper, die sich gegen eigene Immunglobuline (IgG) richten. Sie lassen sich im Verlauf der Erkrankung immer häufiger nachweisen. Leider schließt ein unauffälliger Wert gerade zu Beginn eine rheumatische Erkrankung nicht aus.

RF werden auch bei Autoimmun- und Infektionserkrankungen sowie bei älteren gesunden Personen angetroffen.

Vielversprechend scheint bei dieser Erkrankung die Untersuchung auf Antikörper gegen das Cyclische Citrullin-Peptid (CCP) zu sein. Dieser Marker lässt sich vor allem in der therapeutisch und diagnostisch wichtigen Frühphase der rheumatoiden Arthritis nachweisen. Oft findet man ihn schon vor Ausbruch der Erkrankung (bis zu zehn Jahren) und bei einer großen Zahl von anfänglich noch RF-negativen Patienten.

Erhöhte RF-Werte

- Rheumatoide Arthritis
- Sjögren-Syndrom
- Autoimmunerkrankungen
- Chronische Lebererkrankungen
- Mononukleose (Epstein Barr-Virus)
- Hepatitis B
- Tuberkulose.

REFERENZBEREICHE

INFO

Rheumafaktor (RF)* und Anti-CCP

- RF < 10 IU/ml
- Anti-CCP < 7 U/ml

im Serum; *Referenzwerte abhängig vom Testverfahren

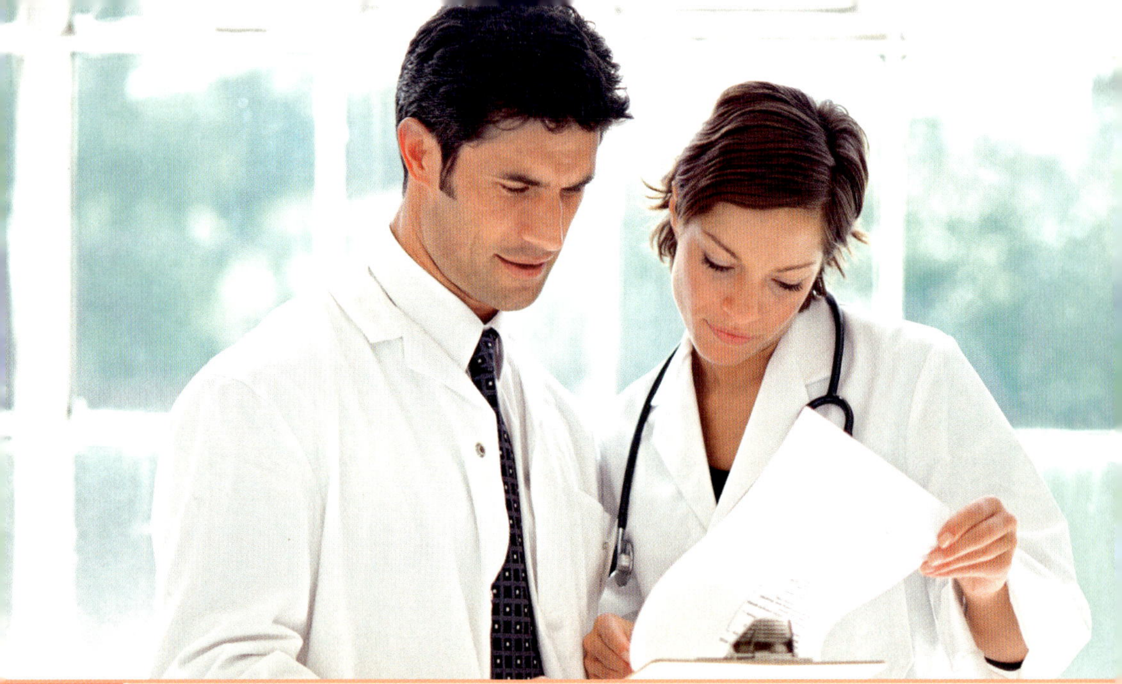

Krebs

Wenn entartete Körperzellen zu einem Tumor werden, gelangen vermehrt Zellbruchstücke, Hormone oder Enzyme aus diesen Zellen ins Blut. Ihre Konzentration kann durch Laboruntersuchungen bestimmt werden. Man nennt diese Substanzen Tumormarker oder »tumorassoziierte Antigene«, weil sie als eine Art Steckbrief für bestimmte Krebsarten gelten. Anhand der Tumormarker im Blut wird der Verlauf bei Krebserkrankungen kontrolliert. Allerdings erfolgen die Untersuchungen erst bei konkretem Verdacht und ersetzen keine Krebsvorsorge. Erhöhte Werte müssen nicht immer heißen, dass tatsächlich Krebs vorhanden ist – und negative Ergebnisse garantieren nicht die Freiheit von Krebs.

Tumormarker

Die meisten Tumormarker werden mit dem Kürzel CA (Carbohydrate-, Kohlenwasserstoff-Antigen) und einer Zahl bezeichnet. Nicht jeder leicht erhöhte Wert bedeutet Krebs!

Alpha-Fetoprotein (AFP)

- Erhöht bei Karzinomen von: Leber, Keimzellen, Hoden, Eierstock
- Auch erhöht bei: Hepatitis, Leberzirrhose, Schwangerschaft
- Bildungsort: Leber, Fetus.

Alkalische Placenta-Phosphatase

- Erhöht bei Karzinomen von: Seminom, Hoden, Eierstock
- Auch erhöht bei: Schwangerschaft, Rauchen
- Bildungsort: Plazenta (Mutterkuchen).

CA 15-3

- Erhöht bei Karzinomen von: Mamma (Brust), Eierstock
- Auch erhöht bei: Hepatitis, Rheuma, Pankreatitis, Magen-Darm-Entzündung
- Bildungsort: Schleimhautzellen.

CA 19-9

- Erhöht bei Karzinomen von: Bauchspeicheldrüse, Magen, Gallengänge, Darm
- Auch erhöht bei: Magen-Darm-Geschwüre, Leberzirrhose, Hepatitis, Gallensteine
- Bildungsort: Schleimhautzellen.

S 100

- Der Eiweißstoff, der bei Gesunden als Kalziumrezeptor-Molekül in Zellen dient, ist vor allem bei malignen Melanomen ("schwarzer Hautkrebs") deutlich erhöht. Er gilt auch als zuverlässiger Marker für die Entwicklung und Therapie dieser Krebsart.
- Auch erhöht bei: Gutartigen Magen-Darm-Erkrankungen, Autoimmunerkrankungen, z.T. bei Bronchial-Karzinomen.
- Bildungsort: Nervenzellen

CA 72-4

- Erhöht bei Karzinomen von: Mamma (Brust), Magen, Darm
- Auch erhöht bei: Leberzirrhose, Lungenentzündung.

INFO – REFERENZBEREICHE

Alpha-Fetoprotein (AFP)
- ≤ 10 µg/l (≤ 7 IU/ml
im Serum; für Schwangere gelten andere Werte

Alkalische Placenta-Phosphatase (Placenta-AP)
- < 100 mU/l

CA 15-3
- < 25 – 40 U/ml

CA 19-9
- ≤ 37 U/ml

S 100
- < 0,1 µg/l

CA 72-4
- ≤ 6 U/ml

KREBSARTEN UND IHRE TUMORMARKER

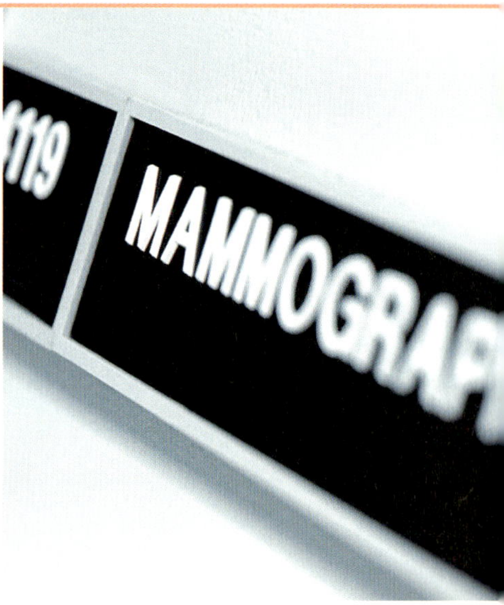

Bauchspeicheldrüsenkrebs: CA 19-9 (Carbohydrat-Antigen), CA 125, CEA (Carcinoembryonales Antigen), hCG (humanes Choriongonadotropin)

Blasenkrebs: TPA (Tissue-Polypeptide Antigen = Gewebepolypeptid-Antigen), CYFRA 21-1 (Zytokeratin-19-Fragment)

Brustkrebs: CA 15-3, CA 72-4, CEA

Darmkrebs: CEA, CA 19-9, SCC (Squamous Cell Carcinoma = Plattenepithelkrebs-Antigen)

Eierstockkrebs: CA 125, Alkalische Placenta-Phosphatase, CA 15-3, CEA, hCG, AFP (Alpha-Fetoprotein)

Gallenwegskrebs: CA 19-9, CA 125, CEA

Gebärmutterkrebs: SCC

Hautkrebs: S 100

Hodenkrebs: hCG, AFP, Alkalische Placenta-Phosphatase

Leberkrebs: AFP

Lungenkrebs: NSE (Neuronenspezifische Enolase), CYFRA 21-1, CEA, SCC

Magenkrebs: CA 72-4, CA 19-9, CEA

Prostatakrebs: PSA (Prostataspezifisches Antigen)

Schilddrüsenkrebs: hCT (humanes Calcitonin), Thyreoglobulin

CA 125

- Erhöht bei Karzinomen von: Eierstock, Bauchspeicheldrüse, Gallenwege
- Auch erhöht bei: Leberzirrhose, Endometriose (verschleppte Gebärmutterschleimhaut), Gallensteine, Pankreatitis, Schwangerschaft
- Bildungsort: Eierstock, Gebärmutter, Bronchien, Dickdarm.

Calcitonin (hCT)

- Erhöht bei Karzinomen von: Schilddrüse
- Auch erhöht bei: Nierenversagen, Schilddrüsenentzündung, Schwangerschaft
- Bildungsort: Schilddrüse (C-Zellen).

Carcinoembryonales Antigen (CEA)

- Erhöht bei Karzinomen von: Mamma (Brust), Speiseröhre, Magen, Darm, Gallenwege, Bauchspeicheldrüse, Lunge, Eierstock
- Auch erhöht bei: Lungenerkrankungen, Magen-Darm-Geschwüre, Hepatitis, Leberzirrhose, Raucher
- Bildungsort: Darmschleimhaut, Bauchspeicheldrüse, Schweißdrüsen.

Choriongonadotropin (hCG)

- Erhöht bei Karzinomen von: Hoden, Eierstock, Bauchspeicheldrüse
- Auch erhöht bei: Schwangerschaft
- Bildungsort: Plazenta (Mutterkuchen).

Chromogranin A

- Erhöht bei Tumoren (Apudomen), die von hormonbildenden (zum Beispiel Adrenalin) Nervenzellen ausgehen, die vor allem im Mark der Nebennieren (Phäochromozytom, Neuroblastom) oder im Dünndarm (Karzinoid) und Bauchspeicheldrüse (Beta-Zelltumoren) gelegen sind.
- Auch erhöht bei: Hypergastrinämie, Niereninsuffizienz
- Bildungsort: Neuroendokrine Zellen.

REFERENZBEREICHE

INFO

CA 125
- < 35 U/ml

Calcitonin (hCT)
- Frauen: < 2–10 pg/ml*
- Männer: < 2–48 pg/ml*

Carcinoembryonales Antigen (CEA)
- 1,5–5,0 µg/l *

Choriongonadotropin (hCG)
- < 5 IU/l

Frauen nach der Menopause: < 10 IU/l

Chromogranin A
- < 10–53 µg/l

* Werte abhängig vom Testverfahren

Gewebepolypeptid-Antigen (TPA)

- Erhöht bei Karzinomen von: Harnblase
- Auch erhöht bei: Lungen-, Magen-, Darm-, Harnwegsentzündung, Hepatitis
- Bildungsort: Epithelzellen.

Neuronenspezifische Enolase (NSE)

- Erhöht bei Karzinomen von: Lunge, Gehirn
- Auch erhöht bei: Lungenerkrankungen, Erythrozyten-, Thrombozytenlyse bei Vergiftungen, Autoimmunerkrankungen
- Bildungsort: Nervenzellen.

INFO

REFERENZBEREICHE

Gewebepolypeptid-Antigen (TPA)
- <75 U/l

Neuronenspezifische Enolase (NSE)
- ≤ 10 µg/l

Plattenepithelkrebs-Antigen (SCCA)
- <3,0 µg/l

Prostataspezifisches Antigen (PSA)
- ≤ 3–4 µg/l *

Thyreoglobulin
- 3–50 µg/l
- <0,5 µg/l postoperativ

Zytokeratin-19-Fragment (CYFRA 21-1)
- <2,0–3,3 µg/l *

* Werte abhängig vom Testverfahren

Plattenepithelkrebs-Antigen (SCC)

- Erhöht bei Karzinomen von: Gebärmutter, Lunge, Speiseröhre, Enddarm
- Auch erhöht bei: Schuppenflechte, Bronchitis, Leberzirrhose
- Bildungsort: Plattenepithelien.

Prostataspezifisches Antigen (PSA)

- Erhöht bei Karzinomen von: Prostata
- Auch erhöht bei: gutartiger Prostatavergrößerung, Prostatitis
- Bildungsort: Prostata.

Thyreoglobulin

- Erhöht bei Karzinomen von: Schilddrüse
- Auch erhöht bei: Schilddrüsenentzündung, Knoten-Struma, Kropf wegen Iodmangel
- Bildungsort: Schilddrüse.

Zytokeratin-19-Fragment (CYFRA 21-1)

- Erhöht bei Karzinomen von: Lunge
- Auch erhöht bei: Lungenentzündung, Morbus Crohn
- Bildungsort: Bronchien.

ÜBERSICHT: IHRE EIGENEN LABORWERTE

Notieren Sie hier nach jeder Laboruntersuchung die wichtigsten Werte. Einige häufige Werte sind bereits vorgegeben, weitere können Sie darunter festhalten. Übertragen Sie in die Tabelle den im Laborbefund angegebenen Referenzbereich und halten Sie zudem das Datum jeder Laboruntersuchung fest.

Untersuchung am:				
Laborwert	Referenzbereich			
Blutsenkung				
Erythrozyten				
Hämoglobin				
Leukozyten				
Thrombozyten				

DIE WICHTIGSTEN LABORUNTERSUCHUNGEN BEI KRANKHEITSVERDACHT

Wenn Sie mehr über die hier aufgeführten Laboruntersuchungen wissen wollen, schlagen Sie bitte die jeweiligen Stichwörter im Register nach.

ALLERGIE:

Blutbild, Immunglobulin E (IgE), Allergenspezifisches IgE (früher RAST) gegen verdächtige Allergene, Allergenspezifisches IgG bei Verdacht auf exogene allergische Alveolitis.

ANÄMIE (BLUTARMUT):

Blutbild (mit Erythrozytenindizes), Ferritin, Transferrin (löslicher Transferrin-Rezeptor), Vitamin B_{12}, Folsäure.

BAUCHSPEICHELDRÜSENENTZÜNDUNG, AKUTE ODER CHRONISCHE:

Lipase, Pankreaselastase-1 (Stuhl), CRP.

BLUTGERINNUNGSSTÖRUNGEN:

Blutbild, Quick-Wert (TPZ), partielle Thromboplastinzeit (PTT), Fibrinogen.

DIABETESVERDACHT:

Blutzucker. Erweitert: Autoantikörper gegen Bestandteile der Inselzellen, Insulin/C-Peptid, HbA1c, Albumin (Urintest).

DURCHFALL (DIARRHÖ):

Nachweis pathogener Erreger im Stuhl (Stuhlkultur), Antikörper gegen Campylobacter jejuni, Yersinien, Salmonellen. CRP, Immunglobulin E (IgE). Pankreaselastase-1 (Stuhl), Laktose-Toleranztest, Fruktose-Toleranztest (H_2-Atemtests). Antikörper gegen Transglutaminase (evtl. gegen Gliadin). Achtung: Diarrhö kann Hauptsymptom einer Malaria sein.

FETTSTOFFWECHSELSTÖRUNGEN:

Cholesterin, HDL- und LDL-Cholesterin, Triglyceride, Lipoprotein(a).

GALLENBESCHWERDEN:

Bilirubin, Gamma-GT, Alkalische Phosphatase (AP).

GICHT:

Harnsäure, CRP, Blutbild.

HERZINFARKT:

Kreatinkinase-MB (CK-MB), Troponin I/Troponin T, Blutbild, CRP.

KNOCHENERKRANKUNGEN (OSTEOPOROSE)

Knochendichtemessung: Kalzium, Phosphat (Blut, Urin), Alkalische Phosphatase (AP) u. a.

LEBERERKRANKUNGEN/HEPATITIS:

Blutbild, CRP, Gamma-GT, AST (GOT), ALT (GPT), Cholinesterase (ChE), Alkalische Phosphatase (AP), Elektrophorese. Hepatitis-Serologie (Hepatitis A, B und C), Antikörper- und Erregernachweis.

MAGENBESCHWERDEN:

Helicobacter-pylori-Diagnostik: Urease-Schnelltest (Magenschleimhautbiopsie), spezifischer Antikörper-Nachweis (Blut), ^{13}C-Atemtest, Erregernachweis (Stuhl, Elisa, PCR). Gastrin, Blutbild (Vitamin B_{12}, Antikörper gegen Intrinsic-Faktor).

MANDELENTZÜNDUNG:

Bakterienkultur (Rachenabstrich). CRP, Blutbild, Antistreptolysin.

NIERENERKRANKUNGEN:

Blutbild, Urinsediment, Kreatinin, Kreatinin-Clearance, Cystatin C, Albumin (Urin), Harnstoff, Natrium, Elektrophorese (Eiweiß).

RHEUMA (ARTHRITIS):

CRP, Rheumafaktor (RF), Antikörper gegen Cyclisches Citrullin-Peptid (CCP), antinukleäre Antikörper (ANA), Blutbild.

SCHILDDRÜSENSTÖRUNGEN:

Thyreotropin (TSH), Triiodthyronin (fT3), Thyroxin (fT4), TSH-Rezeptor-Antikörper, Thyreoideaperoxidase; bei Karzinomen: Thyreoglobulin, Calcitonin.

WECHSELJAHRSBESCHWERDEN:

Östradiol (E_2), Progesteron, Luteinisierendes Hormon (LH), Follikel stimulierendes Hormon (FSH).

Zum Nachschlagen

Abkürzungsverzeichnis

Laborwerte von A–Z

A

ACTH: Adrenokortikotropes Hormon
ADH: Antidiuretisches Hormon, Adiuretin
AFP: Alpha-Fetoprotein
AMA: Antimitochondriale Antikörper
ANA: anti-nukleäre Antikörper
Anti-ds-DNS: Anti-Doppelstrang-DNS-Antikörper
AP: Alkalische Phosphatase
APO A-1: Apolipoprotein A-1
ASAT, AST: Aspartat-Amino-Transferase
ASL: Antistreptolysin

B

BSG: Blutkörperchen-Senkungsgeschwindigkeit
BSR: Blutkörperchen-Senkungsreaktion

C

Ca: Kalzium
CA: Carbohydrate Antigen (Tumormarker)
CA 15-3: Tumormarker
CA 19-9: Tumormarker
CA 72-4: Tumormarker
CA 125: Tumormarker
CEA: Carcinoembryonales Antigen (Tumormarker)
ChE: Cholinesterase
CK: Kreatinkinase
Cl: Chlorid
Cr: Chrom
CRP: C-Reaktives Protein
CT: Calcitonin
cTnI: Cardiales Troponin I
cTnT: Cardiales Troponin T
Cu: Kupfer
CYFRA 21-1: Zytokeratin-19-Fragment (Tumormarker)

D

DHEA: Dehydroepiandrosteron
DHEAS: Dehydroepiandrosteronsulfat
DNA: Desoxyribonukleinsäure (Erbgut von Zellen)

E

E_2: Östradiol (Östrogen)
E_3: Östriol (Östrogen)
EDTA: Ethylendiamintetraessigsäure (Blutzusatz)
Eos: Eosinophile Granulozyten
Ery: Erythrozyten (rote Blutkörperchen)

F

F: Fluor
Fe: Eisen
fT3: freies T3 (Schilddrüsenhormon Triiodthyronin)
fT4: freies T4 (Schilddrüsenhormon Thyroxin)

G

GGT: Gamma-Glutamyl-Transferase
GH: Wachstumshormon (Growth Hormone)
GLDH: Glutamat-Dehydrogenase
GOT: Glutamat-Oxalacetat-Transaminase
GPT: Glutamat-Pyruvat-Transaminase

H

HAV: Hepatitis-A-Virus
Hb: Hämoglobin

HbA1c: »verzuckertes« Hämoglobin
HBV: Hepatitis-B-Virus
hCG: humanes Choriongonadotropin
hCT: humanes Calcitonin
HCV: Hepatitis-C-Virus
HDL: High-Density-Lipoproteine (Fetteiweiße mit hoher Dichte)
HEV: Hepatitis-E-Virus
Hg: Quecksilber
Hk: Hämatokrit

I

I: Iod
IgA: Immunglobulin A
IgD: Immunglobulin D
IgE: Immunglobulin E
IgG: Immunglobulin G
IgM: Immunglobulin M

K

K: Kalium
KHK: Koronare Herzkrankheit
Krea: Kreatin

L

LDH: Lactat-Dehydrogenase
LDL: Low-Density-Lipoproteine (Fetteiweiße niedriger Dichte)
LH: Luteinisierendes Hormon
Lp(a): Lipoprotein(a)

M

MCH: Mittlerer zellulärer Hämoglobingehalt
MCHC: Mittlere zelluläre Hämoglobinkonzentration
MCV: Mittleres Zellvolumen
Mg: Magnesium
Mn: Mangan
Mo: Molybdän

N

N: Stickstoff
Na: Natrium

O

oGTT: oraler Glukose-Toleranztest

P

P: Phosphat
PI: Pearl Index
PSA: Prostataspezifisches Antigen (Tumormarker)
PTH: Parathormon
PTT: Partielle Thromboplastinzeit

Q

Quick: Quick-Wert (Thromboplastinzeit, Blutgerinnung)

R

RAST: Radio-Allergen-Sorbent-Test (Allergie-Test)
RF: Rheumafaktor
Rh: Rhesusfaktor
RNA: Ribonukleinsäure

S

S: Schwefel
SCC: Plattenepithelkrebs-Antigen (Tumormarker)
Se: Selen
STH: Somatotropin (Wachstumshormon)

T

T3: Triiodthyronin (Schilddrüsenhormon)
T4: Thyroxin (Schilddrüsenhormon)
TPO: Thyreoideaperoxidase
TPZ: Thromboplastinzeit (Blutgerinnung)

TRAK: TSH-Rezeptor-Autoantikörper
TSH: Thyreotropin (Hypophysenhormon zur Schilddrüsensteuerung)

V

VLDL: Very-Low-Density-Lipoproteine (Fetteiweiße sehr niedriger Dichte)

Z

Zn: Zink

Wichtige Einheiten

Gewichtseinheiten

g = Gramm
mg = Milligramm (ein Tausendstel Gramm = 10^{-3} g)
µg = Mikrogramm (ein Tausendstel Milligramm = 10^{-6} g)
ng = Nanogramm (ein Tausendstel Mikrogramm = 10^{-9} g)
pg = Pikogramm (ein Tausendstel Nanogramm = 10^{-12} g)
fg = Femtogramm (ein Tausendstel Pikogramm = 10^{-15} g)

Flüssigkeitseinheiten

l = Liter
dl = Deziliter (ein Zehntel Liter = 10^{-1} l)
ml = Milliliter (ein Tausendstel Liter = 10^{-3} l)
µl = Mikroliter (ein Tausendstel Milliliter = 10^{-6} l)
nl = Nanoliter (ein Tausendstel Mikroliter = 10^{-9} l)
pl = Pikoliter (ein Tausendstel Nanoliter = 10^{-12} l)
fl = Femtoliter (ein Tausendstel Pikoliter = 10^{-15} l)

Stoffmengeneinheiten

SI-Einheiten = Système International d'Unités: International verwendete Basiseinheiten
mol = Masse von $6 \cdot 10^{23}$ Teilchen (bei Atomen, Molekülen, Ionen)
mmol = Millimol (ein Tausendstel Mol = 10^{-3} mol)
µmol = Mikromol (ein Tausendstel Millimol = 10^{-6} mol)
nmol = Nanomol (ein Tausendstel Mikromol = 10^{-9} mol)
pmol = Pikomol (ein Tausendstel Nanomol = 10^{-12} mol)
fmol = Femtomol (ein Tausendstel Pikomol = 10^{-15} mol)

Aktivitätseinheiten

U = Units (Maßzahl für Enzymaktivität)
IU = International Units
mU = Milliunits (ein Tausendstel Unit = 10^{-3} U)
mIU = Milli International Units (ein Tausendstel International Units = 10^{-3} IU)

Zeiteinheiten

h = Stunde, min = Minute, s = Sekunde

Vitamineinheiten

i. E. = Internationale Einheiten (standardisierte Maßeinheit für Substanzen wie etwa Vitamine).

Bücher, die weiterhelfen

- **Altmann, Petra/ Happach, Fidelis:** *Die Kraft der Klosterkräuter;* Don Bosco-Verlag
- **Bachmann, Robert M./ Kofler-Bettschart, Birgit:** *Säure-Basen-Therapie: So hilft sie bei Magen-Darm-Beschwerden;* Trias-Verlag
- **Corazza, Verena/ Daimler, Renate/ Ernst, Andrea:** *Kursbuch Gesundheit;* Kiepenheuer & Witsch
- **Langbein, Kurt/ Skalnik, Christian:** *Gesundheit aktiv – Was wirklich hilft;* Ueberreuter-Verlag
- *Pschyrembel Klinisches Wörterbuch;* de Gruyter
- **Thomas, Lothar:** *Labor und Diagnose;* TH-Books

Adressen, die weiterhelfen

> **Deutsche Gesellschaft für Ernährung e.V.**
Godesberger Allee 18, 53175 Bonn
www.dge.de
Der Artikel auf S. 102 wurde mit freundlicher Genehmigung der DGE zitiert aus:
DGE-special 04/99: »Jodsalz ist unverzichtbar und gesundheitlich unbedenklich«

> **Deutsche Vereinte Gesellschaft für Klinische Chemie und Laboratoriumsmedizin e.V. (DGKL)**
Friesdorfer Straße 153
53175 Bonn
www.dgkl.de

> **Robert Koch Institut**
Nordufer 20, 13353 Berlin
www.rki.de

> **Max-Planck-Gesellschaft zur Förderung der Wissenschaften e.V.**
Hofgartenstr. 8, 80539 München
www.mpg.de

Österreich

> **Österreichische Gesellschaft für Laboratoriumsmedizin und Klinische Chemie**
Tullnertalgasse 72, A-1230 Wien
www.oeglmkc.at

Schweiz

> **FAMH (Schweizerischer Verband der Leiter Medizinisch-Analytischer Laboratorien)**
Rosenweg 29, CH-4500 Solothurn
www.famh.ch

> **Schweizerische Union für Laboratoriumsmedizin (SULM)**
Zentralsekretariat
c/o Zentrum für Labormedizin
Kantonsspital Aarau, CH-5001 Aarau
www.sulm.ch

Internet-Links, die weiterhelfen

> **www.gesundheit.de/roche**
Umfangreiches Online-Lexikon zur Medizin und Gesundheit

> **www.hepatitis-c.de**
Deutsches Hepatitis C Forum e.V.

> **www.wikipedia.org**
Regelmäßig aktualisiertes Online-Lexikon mit fundiertem Medizin-Teil

> **www.labormedizin.at**
Infoseite für Laborbefunde

> **www.laborseelig.de**
Im ›Analysenspektrum‹ der Website lassen sich die in diesem Buch genannten und weitere Referenzwerte/Testverfahren finden.

> **www.netdoktor.de**
Medizinische Informationen verständlich geschrieben

> **www.patienten-information.de**
Ärztliches Zentrum für Qualität in der Medizin (ÄZQ)

Sachregister

A

B

C

D

Genehmigte Lizenzausgabe für
Verlagsgruppe Weltbild GmbH,
Steinerne Furt, 86167 Augsburg

Wichtiger Hinweis
Wie jede Wissenschaft ist die Medizin ständigem Wandel und neuen Erkenntnissen unterworfen. Alle Informationen in diesem Buch werden kritisch geprüft, und es wurde größte Sorgfalt darauf gelegt, dass insbesondere die Angaben zu den Normal- beziehungsweise Referenzbereichen dem Wissensstand bei Drucklegung entsprechen. Die genannten Referenzbereiche in diesem Buch entsprechen weitgehend dem Standardwerk von Lothar Thomas (Hrsg.): Labor und Diagnose. TH-Books Verlagsgesellschaft mbH, Frankfurt/Main 2000.
Bitte beachten Sie, dass sich Referenzwerte manchmal von Labor zu Labor unterscheiden können – dies ist unter anderem methodenbedingt. Fragen Sie im Zweifelsfall immer Ihren behandelnden Arzt.

Projektleitung: Corinna Feicht,
Christina Wiedemann, Monika Rolle
Lektorat: Martin Waller
Bildredaktion: Karen Dengler
Innenlayout: independent Medien-Design,
Horst Moser, München
Layoutumsetzung und Satz: Anja Dengler
Umschlaggestaltung: X-Design, München
Umschlagmotiv: U1 Waldhäusl;
U4 shutterstock
Bildnachweis:
Alamy: 6, 10, 26, 59, 112; Bananastock: 34, U3/129; Bischof: 46; orbis: 72; gettyimages: 12, 90, 110, 128; Imageshop: 32, 39; Imagesource: 2, 17, 24, 84, 107, U3/129; mauritius images: U2 2, 3, 8, 15, 30, 45, 54, 62, 65, 75, 77, 81, 82, 87, 89, 107; One to X: 4, 56; Stockbyte: 70; Zefa: 40, 42, 50, 64, 92, 98, 103
Gesamtherstellung: Typos, tiskařské
závody, s.r.o., Plzeň
Printed in the EU
978-3-8289-4322-3

2014 2013 2012
Die letzte Jahreszahl gibt die aktuelle Lizenzausgabe an.

Einkaufen im Internet:
www.weltbild.de

Das Wichtigste auf einen Blick

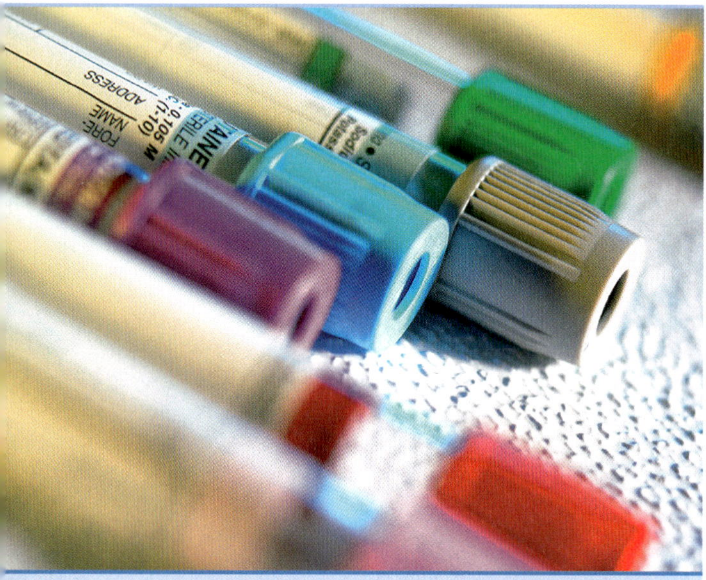

VERSCHIEDENE REFERENZWERTE

Da es in Deutschland keine gesetzlich geregelte Norm für Laborwerte gibt, sind Referenzwerte meist von Labor zu Labor unterschiedlich. Wichtig: Hinter jedem Blutwert muss auch der ermittelte Referenzwert des jeweiligen Labors angegeben sein.

SO VERBESSERN SIE DIE WICHTIGSTEN BLUTWERTE!

> Joggen, radeln oder walken Sie mindestens dreimal pro Woche 25 Minuten – steigert die Anzahl und Schlagkraft spezieller weißer Blutkörperchen (Killerzellen), senkt zu hohen Cholesterinspiegel.

> Viel Vitamin C (in Sanddornsaft, Kiwis, Paprika) essen: Es steigert Anzahl und Leistung der Fresszellen (Makrophagen) des Immunsystems.

> In Lachs, Dorsch, Hering, Lein- oder Rapsöl stecken mehrfach ungesättigte Fettsäuren, die das »schlechte« LDL-Cholesterin senken.

> Leber-Kur: Artischocken, Löwenzahnsalat oder Schöllkraut-Tee, Mariendistelextrakt fördert die Regeneration geschädigter Leberzellen und die Verbesserung der »Leberwerte«.

> Viel Eisen (Leber, Rote Bete, Hülsenfrüchte) essen: Verbessert schlechte Hämoglobin-Werte (Blutfarbstoff) und die Sauerstoffversorgung im Blut.

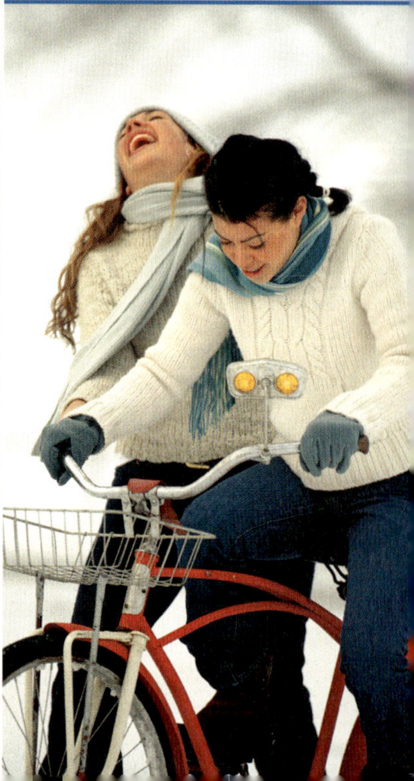